JN025459

50 Tips to Solve Polypharmacy

くすりが多すぎる！

ポリファーマシー解消に効く**50**のTips

執筆　**池田 迅**　日本大学病院内科
薬剤監修　**澤村典子**　日本大学病院薬剤部
　　　　　鈴木悠斗　日本大学病院薬剤部

MEDICAL VIEW

本書では，厳密な指示・副作用・投薬スケジュール等について記載されていますが，これらは変更される可能性があります．本書で言及されている薬品については，製品に添付されている製造者による情報を十分にご参照ください。

50 Tips to Solve Polypharmacy
(ISBN 978-4-7583-2234-8　C3047)

Author: IKEDA Jin
Advisory Pharmacist: SAWAMURA Noriko
　　　　　　　　　　 SUZUKI Yuto

2022.3.20　1st ed

ⒸMEDICAL VIEW, 2022
Printed and Bound in Japan

Medical View Co., Ltd.
2-30　Ichigayahonmuracho, Shinjukuku, Tokyo, 162-0845, Japan
E-mail　ed@medicalview.co.jp

序文

「なぜこの患者さんはこんなにもたくさんの薬を飲んでいるのだろう？」
「本当にこれだけの薬が必要なのだろうか？」
このような疑問を抱いたことはないだろうか。

　私はこれまで都会や地方、大学病院や市中病院、診療所で、救急や総合診療、訪問診療を行ってきました。いろいろな医療のあり方のなかで、「多剤併用（ポリファーマシー）」という薬が引き起こす問題が、さまざまな場面に存在することに気が付きました。その原因は医療従事者側だけでなく患者さん側にも存在し、問題が複雑に絡み合っていて解決策が見出せないこともあり、問題解決やアプローチの方法を学ぶ術がないことに悩みました。多くの医療従事者が、どこかでかつての私と同じ疑問や苦労を感じながら、日々患者さんに対応しているのだと思います。

　私の経験をまとめることで明日に繋がる何かを発見していただけたらと思い、この本を執筆しました。「患者さんとのコミュニケーションから」「いくつもの薬から」「いくつもの症状から」、そして「薬剤師を中心とした多職種連携から」、さまざまな角度からポリファーマシーの解決方法を探りました。医師と薬剤師が同じ症例をどのように捉えているのかわかるよう、10症例を取り上げた「Case File」では「薬剤師の視点」を取り入れ解説しています。

　どこから読んでもすぐに臨床現場で使えるTipsを散りばめました。この本でポリファーマシーのすべてが解決するわけではありませんが、医療の現場で同じように悩む仲間に想いが届けばと思います。また、本書を通じてポリファーマシーに取り組んでくれる仲間が増えてくれたらと期待しています。

　最後に、この本を作るにあたりご尽力いただいた、メジカルビュー社加賀智子さん、石田奈緒美さん、坂口もも子さんにこの場を借りて感謝申し上げます。本当にありがとうございました。

2022年2月

池田　迅

目次

Ⅲ　症状からポリファーマシーを解決する！

I

コミュニケーションから
ポリファーマシーを
解決する！

「ポリファーマシー」の何が問題か？

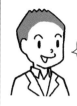

ポリファーマシー（poly＋pharmacy、多剤併用）

「薬が多い」＝「悪」ではない

　　ポリファーマシーとは、1人の患者さんが複数・多種類の薬を飲んでいる状態を指す。欧米では5剤、わが国では6剤以上の併用をポリファーマシーという。高齢者で5〜6剤以上の薬を飲んでいると、薬物有害事象だけでなく、転倒・死亡・臓器の機能障害・フレイルなどの問題が起こるとされている。「処方されている薬の数が多い」や「薬の数を減らすべき」というように薬の「数」に目が向きがちであるが、薬の「内容」が「数」に見合っているかがそれ以上に大切である。

　　厚生労働省の資料「高齢者の医薬品適正使用の指針」のなかに、ポリファーマシーの概念が記載されている。一部を抜粋すると、

　　「ポリファーマシーは、単に服用する薬剤数が多いことではなく、それに関連して薬物有害事象のリスク増加、服薬過誤、服薬アドヒアランス低下等の問題につながる状態である。」
　　「本質的にはその中身が重要である。……一律の剤数／種類数のみに着目するのではなく、……処方内容の適正化が求められる。」

　　薬の剤数や種類のみにとらわれて、6種類以上は良くないからと必要な薬までやめてしまうのは本末転倒であり、**薬の必要/不必要を検討した結果、薬の数も減ったというのが理想の形**である。

何剤以上がポリファーマシー？

　高齢者でさまざまな問題が生じるとされている薬剤数が5〜6剤と目にして、どのように感じられただろうか？　「そんな患者さんたくさんいるな」と感じたのではないだろうか。実際に、医療機関で薬を貰っている**75歳以上の約40%、65歳〜74歳で30%弱が、5種類以上の薬を処方されている**（平成29年社会医療診療行為別統計）。また、2つ以上の慢性疾患をもつ高齢者の平均服薬錠数は5.8剤であった。年をとれば病気になる確率も増え、病気の種類も増える、そのため、ポリファーマシーは高齢化社会と切り離して考えることはできない問題である。

患者さんは薬を飲んでいない？

　薬が増えることで、薬を飲むタイミング（朝・昼・夕・睡眠前、また、食前・食後など）が複雑化し、薬が適切に飲めない状態に陥りやすくなる（服薬アドヒアランス低下）。結果的に処方はされているが、症状や数値が改善しないため、さらなる薬が追加されてしまうという状況に陥る（処方カスケード）。

　私が医師になりたてのころは、患者さんは医師が処方した薬をしっかり飲んでいるものだと思っていた。飲んでいないことがあるとは考えたこともなかった。

　在宅診療や往診で患者さんの家に訪問するようになると、**薬が処方時の袋のまま手つかずで残っている患者さんや、薬を袋から取り出して丁寧に薬箱に移し、結局そのまま放置している患者さん**に出会った。

> 医師「お薬が残っていますね？」
> 患者さんA「そう？　飲んでいるんだけどね。なんかいつも余っちゃう」
> 患者さんB「薬が多すぎるよ」
> 患者さんC「飲んだって飲まなくたって、症状は特に変わらないからね」

薬が効くも効かないも患者さん次第

　自分が処方した薬が服用されず、そのまま残されている様子を実際に

目の当たりにしたときはかなり衝撃的であった。それと同時に、自分の認識の甘さを感じた。診察室では、患者さんの状態を聞いて、検査結果を見て、処方箋を出す。医師の役目はそれでおしまい。しかし実際には、その後**薬を飲むも飲まないも、それどころか薬局で薬を貰うも貰わないも（さすがに貰わないことはかなり少ないと思うが）、患者さん次第**なのだ。

　診察室から飛び出すと、患者さんについてたくさんの情報を得ることができる。例えば、一人暮らしでは食事のタイミングが決まっていなかったり、朝食と昼食が兼用だったりする。糖尿病のコントロールが悪いにもかかわらず、手の届く机の上にお煎餅や和菓子があったりする。患者さんの生活環境に直接触れ、話すことで、多種多様な考え方や生活環境を知った。何を本当に必要としているのかを考えるようになった。

　そして、自分自身の処方姿勢に変化が生まれた。薬は何故飲まれていなかったのか、どうしたら薬を飲んでもらえるようになるのかを考えるようになった。

「不必要な薬はなるべく減らそう」

「患者さんの生活スタイルに合わせるには、どんな処方にしたらいいだろうか」

「処方する薬の量を減らしたら？」

「回数を減らしたら？」

「一包化したら？」

　患者さんの置かれている環境や生活様式を気にするようになり、「家族の介入はないのか？」「訪問看護は？」「社会的なサポートは入っているか？」これらの情報を通して、患者さんの病気や薬に対する向き合い方について考えるようになった。

ポリファーマシーは医師によって始まる

　患者さんが飲んでいる薬は医師が処方したものである。薬を処方されて飲んでいるということは何らかの理由（病気や症状）が存在する。しかし、時が経ち、医療機関や担当医が変わると、その理由があいまいになってしまう。患者さんが把握しているのがもちろん理想だが、しっかり覚えていることは少ない。大きな病気ならまだしも、めまいやしびれといった一時的な症状についてはほとんどの患者さんが忘れてしまっている。今の状態

が薬を飲んでいて調子がいいのか、薬を飲まなくても問題ないのか、判断が難しくなる。症状がどうなるか、薬が必要なのか確認するために、「いったん、薬を止めましょう」と話すと、「どうしても心配だから飲んでおきたい」といわれることもある（➡p.12）。

薬の減らし方に正解はない。同じ薬を飲んでいる患者さんが2人いたとして、減らし方・やめ方は同じではない。患者さんによって生活環境・背景、病気への考え方・既往歴・内服薬などはさまざまだからだ。問題は複雑で絡み合っており、一筋縄ではいかない。ポリファーマシーにはガイドラインのようにはっきりした解消法の道筋は示されていないのが現状だ。

「長生き」「多疾患併存状態（マルチモビディティ）」「多剤併用（ポリファーマシー）」がキーワード

薬を減らすには時間と手間が掛かる。尻込みしてしまう気持ちもよくわかる。そして、面倒である。しかし、これから迎える超高齢化社会において、ポリファーマシーと向き合わずに医療に携わっていくことは難しい。**「長生き」「多疾患併存状態（マルチモビディティ）」「多剤併用（ポリファーマシー）」**がこれからの医療のキーワードである。

本書では、ポリファーマシーに関係する問題をひとつずつ紐解いて、いくつかの解決策ややり方を共有できたらと考えている。医師だけが知っていればいい問題ではない。患者さんに関わる人みんなが知っておくべき問題であると思う。

・薬を処方する医師の視点

・受診した患者さんやその家族の視点

・処方箋を受け取り、薬を患者さんに説明する薬剤師の視点

・そのほか、患者さんにかかわる看護師・理学療法士・ソーシャルワーカー・ケアマネージャーなど多職種からの視点

このような、さまざまな視点から考えていきたい。

| これがコツ！ | 　ポリファーマシーは、超高齢化社会においてみんなで考えるべき問題です。

「薬が多いので、減らしましょう」という言葉が引き起こす問題

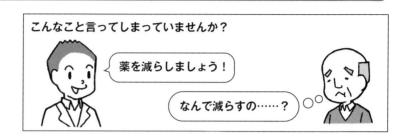

「薬を減らしてみましょう」と言うことは簡単である。

もちろん患者さんが飲んでいる薬の一覧を見て、「この薬とこの薬は重複しているな」「これだけ睡眠薬を飲むのはこの年齢では不利益が多いな」など、あれやこれや思い、「どの薬が問題となっているか」「どの薬を減らすか」をシミュレーションすることは大切である。

しかし、実際に薬を減らすことは、簡単ではない。**患者さんは医師がシミュレーションした通りには動かない**と考えておかなくてはならない。

「患者さんにはこだわりがある」と肝に銘じる

薬についてこだわりが強い患者さんや、「この薬だけは飲んでおきたい」といった思いをもっている患者さんは、医師が想像している以上に多い。

減薬について、医師から患者さんへ一方的に話をすると、患者さんは**「私の意見は聞いてもらえないの？」「私は本当はやめたくない」**と思っていることがある。すると、診察室から出た後に、医師に言えなかった思いを看護師や薬剤師に吐露され、そこから医師に連絡が来て、**「患者さんはやはり○○（先ほど減らした薬）を飲みたいと言っているのですが」**と伝えられることがある。

結局、薬は再開になり、さらに患者さんとの関係は微妙に……。患者さんを思っての行動が裏目に出てしまうこともあるのだ。

「薬を飲んでいると安心」という気持ちに寄り添う

　たとえ薬に効果があるのかわからなくても（もっといえば、薬に害があったとしても！）、睡眠薬や胃薬などを飲んでいると安心だと感じる患者さんはいる。**「薬をやめましょう」という一方的な言葉は、患者さんの態度を硬化させてしまう。**患者さん・医師関係が上手くいかなくなってしまうことは、生活習慣病や慢性疾患を継続的に診ていくなかで大きな問題である。患者さんに媚びる必要性はないが、**「二人三脚で治療を行っていく」**という姿勢を示すことが何よりも大切である。

「気になる病状や症状はありませんか？」から話を始めよう

　患者さんは、実際に治療している病気とはまったく関係ないことを最も気にしているかもしれない。**「眠れないんです」**のような言葉からは不眠についての不満が、**「薬があれば眠れるのですが」**のような言葉からは睡眠薬への固執が、それぞれ患者さんのなかにあることがわかるだろう。

　患者さんの病気や症状に対する思いがわかれば、どう話せばよいか、どのようにアプローチするべきかを考え、対策を練ることができる。当然わからないことはたくさんある。そんなときでも、「何かあれば聞いてください」という姿勢をみせることで、思わぬ訴えを聞くことができるかもしれない。少しずつでも患者さんの気にしている病気や症状を聞き出していくことが大切だ。

「薬を減らしましょう」を禁句にしてみる

　「薬を減らす」というキーワードは慎重に扱う必要がある。「禁句にする」と自らに課してみると、ほかに言い方やアプローチはないか、考えるきっかけになるかもしれない。

　たとえば、薬を減らすことに抵抗がありそうな患者さんに対しては、
「いきなり薬を減らすのは心配でしょうから、頓用へ変更してみませんか」
「薬がないと不安ですよね。もしものときのために何錠か手元に残るように処方しておきましょうか」
など、違う言い方のアイディアが浮かんでくるだろう。

その結果、患者さんの不安を軽減させるだけでなく、うまく減薬までもっていけるかもしれない！

患者さんにとって「頼れるかかりつけ医」の存在になることが大切であろう（図1）。

図1　あなたは頼れるかかりつけ医？　チェックリスト

☐ 患者さんの訴えを十分聞いている
☐ 患者さんからの質問に対し、適切に回答している
☐ 質問に対する答えがわからない場合、うやむやに答えずわからないと回答し、次回しっかりと説明している
☐ 医学用語をなるべく使わず、患者さんに分かりやすく説明する努力をしている
☐ 自分の専門領域に偏らず、さまざまな訴えに対応できる
☐ 自分で対応できない場合、必要に応じて適切な医療機関に紹介できる
☐ 予防医学的な見地からの指導や生活上のアドバイスも行える
☐ 身だしなみに気をつかい、不快な思いをさせないように心掛けている
☐ 話しやすい雰囲気を作っている

│これがコツ！│　薬にこだわりのある患者さんに効くキーフレーズ

「治療している病気以外で気になる症状はありますか？」
「もしものために、お薬は少し手元に残しておきましょう」
×NGフレーズ　（一方的に）「薬を減らしましょう」

「へらそう薬」が合言葉 患者さん自身に モニタリングしてもらおう

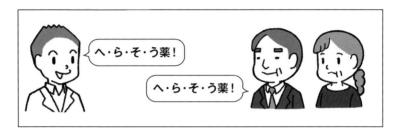

　薬は減らすことを意識しなければ、自然に減ることは決してない。しかし、薬を減らすことばかりに目がいってしまってもいけない。

　そこで、患者さんにも薬について理解・協力してもらうための合言葉が、「**へらそう薬**」である。

『へ』：変化していませんか、その症状。 変化があれば伝えてください

　服用期間が長期であればあるほど、薬がなくなることに不安を感じてしまい、なかなかやめられないものである。

　すでに述べたように、すべての薬には飲み始めた理由がある。大きな病気をした、健診で指摘を受け再検査をした、生活習慣病を併発したなど、病気を治療するために開始することがほとんどである。一方で、胃が痛い、めまいがする、足の先が痺れるなどの症状に対して、開始することもある。その症状が一過性なものであったにもかかわらず、薬で症状がよくなっている、薬を飲んでいて調子がいい・症状が改善していると錯覚してしまい、やめましょうと提案してもなかなかやめられないことが、漫然投与につながる。

　このようなことを防ぐには、**処方する時点で、どのくらいの期間投与**

する予定であるのか、どのような症状が改善したら減らす・中止するのか、をあらかじめ提案しておくことが非常に大切である。そうすれば、患者さん自身が、薬が必要かそうでないかについて、**医師任せではなく、自分で考えることができるだろう**。

　また、減薬・中止を患者さんに同意してもらえたときも、**いきなりやめない**ことはとても重要なポイントである。頓用として、少し処方しておき、もし不安を感じれば服用してよいと話しておけば、患者さんの不安は軽減される。薬によっては隔日投与にしてみるのもいいだろう。

　医師の考えを一方的におしつけるのではなく、あくまで患者さん自身の決定を助けるように心掛ける。次の外来で少しでも使用を減らしている様子であれば、まずはしっかり褒め、さらなるサポートを考えていこう。

　もちろん、「減らしたけれど、元に戻してほしい」「やっぱりやめたくない」と言われて、再開することもある。しかし、その患者さんとともに考え、減薬や中止を試してみたことに価値があると思う。

『ら』：乱用しない。適正使用をお願いします

　薬の副作用症状はいつ現れるかわからないため、「今、副作用症状がないからこの先もずっと問題になることはない」とはいえない。問題が起こる前に、先回りして対処していく姿勢が重要である。

　加齢に伴い体の機能は落ちていく。体内での薬の吸収・分布などは大きく変化していく。はじめは何も副作用症状が出なかったとしても、同じ薬を飲み続けているうちに、どこかのタイミングで急速に問題が表面化してくることは十分にありうる。**不要な薬はできる限り削り、薬を投与する目的を明確にしておくことが重要である**。

　高齢者の治療目標値を若年者と同じと考えてはならない。コレステロール値や血糖値・HbA1cなどは、加齢を十分に考慮して目標を設定すべきである➡p.24、72。目標に対して厳格にコントロールするあまり、例えば糖尿病では低血糖に陥ってしまい救急搬送される高齢者が後を断たない。また、そうならなくとも、無自覚性低血糖も高齢者では問題になっている。HbA1cは年齢・ADL・治療内容によって目標値を変えようという取り組みが何年か前からなされているものの、目標設定を誤っていると感じるケースはいまだ多く存在する。このような状況になることは、患者さんにとっ

て薬は益となるどころか、害である。

　何か問題が起こる前に、治療を立て直す、不必要な薬は減らすことなどについて、患者さんや家族、また、医師や薬剤師、看護師など医療従事者一人一人が気をつける、気にかけるべきである。

　薬は飲めば飲むほど有益で、健康になるわけではない。薬には副作用があり、また、薬同士の相互作用もあることを常に念頭に置いておきたい。

『そ』：相談しよう、医師・薬剤師

　検査値は患者さんの状況を鋭敏に反映してくれる。先月から薬を追加して、中性脂肪や尿酸値が下がった、またはあまり変化がないなど、たくさんの情報を伝えてくれる。しかしながら、患者さんが感じている胃の痛みや手足の痺れ、めまいやふらつきなどは、検査値からはわからない。そのことをあらかじめ患者さんに強調して伝えておき、薬を飲んでいて不調があった、症状が改善した/しないなど、**薬について感じたことをぜひ伝えてほしいとお願いしておく。**

　一方で、このようにお願いしても、患者さんから「医師は外来が忙しそうで伝えにくい」「診察室に入ると、何を伝えようとしていたか忘れてしまう」という声を聞くことがある。**「医師に聞けなかった」というもやもやした気持ちは、次の外来までの1〜2カ月もの間、残ってしまうだけでなく、服薬アドヒアランスの低下につながる可能性も十分ある。**聞きたいことはメモに書いたりして、忘れないようにすることも合わせてお願いしておこう。

　また、医師には伝えにくいことも、薬剤師や看護師には気軽に伝えられるものである。患者さんの頼れる相談相手として、ぜひ協力してもらおう。医師は薬剤師・看護師から率直な意見を聞かせてもらえるように、風通しのいい関係や良好な連携体制をうまく作っていくことが重要である。

『う』：嘘はつかずに「薬が飲みにくい・飲めていない」を正直に伝えてください

　「薬が合わない」とは、患者さんからはなかなか言い出しにくいものである。医師のほうから「お薬はどうですか？　飲みにくいなど率直な感想を聞かせてください」と尋ねると、患者さんはいろいろと本音を教えてくれる。「あの薬は飲みにくい」「食前の薬はどうしても飲み忘れてしまう」など、素直な感じ方を伝えてもらい、その薬を飲み続けられるのか、ほかの薬に変えるべきなのか、**患者さんとともに一緒に考えていく**ようにする。

　薬によっては、食前に飲まないと効果がないものもある。しかしながら、患者さんから「食前に飲めていない」ことを聞いていなければ、医師は薬の効果がないと判断し、さらなる薬の追加や変更を検討してしまうこともありうる。**このようなコミュニケーションの不足は、薬が増えていく原因の一つである**。しかし、それは努力や工夫によって防ぐことのできるものでもある。

　患者さんにどのように尋ねたら話してくれるかというアプローチは患者さんによって異なるだろう。しかし、**患者さんが話しやすい雰囲気を作ることは、あらゆる患者さんに対して有効な方法である**。

|これがコツ！|　へらそう薬！　増やそうコミュニケーション！

減薬には「マナー」がある

こんなこと言ってしまっていませんか？

薬は少しでも減らした
ほうがいいですよ（正論）

薬をやめるなんて、せっかく
処方してくれた先生に悪いわ

患者さん目線で薬を減らすことを考えてみよう

　患者さんが入院したときは、原因となった病気を治療するのは当然だが、薬を調整する絶好のチャンスでもある。医師にとっては減薬・中止したときの症状の変化をじっくり観察できるし、患者さんにとっては医師の元で安心して減薬・中止することができる。……というのは、**あくまで医師目線での考えである**。

　入院中の患者さんに「薬を減らしましょう」と提案したとき、患者さんから「**○○先生（処方している医師）に悪いから**」「**せっかく出してもらっているから**」とよく聞く。患者さんは入院先の医師よりも、かかりつけの医師との長い付き合いがあることを理解したうえで、患者さんと向き合わなければならない。入院先でつき合いが始まったばかりの医師から突然、「薬を減らしましょう」と提案されても、簡単に受け入れられない気持ちも理解できる。

すべての薬には始まった理由がある

　たとえ入院時に「この薬はなんのために処方されているのだろう」と感じたとしても、何らかの理由があって始められたはずである。長い時間の経過のなかでその理由が曖昧になってしまったとしても、始まった理由は必ずある。ただ「薬を減らしましょう」と言うばかりでは、**処方した医師と**

患者さんのこれまでの関係を否定していると患者さんに捉えられかねない。

　このことから、医師として薬の処方時に注意しておかなければならないことがある。薬を処方するときは、**どの症状にどんな理由で処方するのか、どの症状が緩和されたら減薬・中止できるのかを必ず説明しておくこと**である。理想の形としては、患者さんがこれを正しく理解してくれることである。そうすれば、患者さんのほうからも薬の継続について医師に相談することができ、漫然投与を予防できるのだ。とはいっても、医療の現場では、理想と現実が大きく解離する場面が多いのも事実である。

押してはダメ。引いてみるべし

　では、「○○先生に悪いから」「せっかく出してもらっているから」と言われた場合、どう答えるべきなのだろうか。

　「薬の効果が重複しているから」

　「薬は少しでも減らしたほうがいいから」

　「症状がないから飲む意味がないし、副作用が出てしまう可能性もあるから」

　上記はどれも不正解である。このようなことをいくら一生懸命伝えようとしても、納得してもらえないどころか、**患者さんからの信頼を失ってしまう可能性すらある**。

　正解は、「**処方した先生に確認して、相談してみますね**」もしくは「**こちらから薬について一度処方した先生にお手紙を書きますね**」である。そこで患者さんから「お願いします」と言われたらしめたものだ。**押してはダメなのである**。いったん引いてみることが大事である。

処方した医師と協力を

　処方した医師に事情を伝え、減薬・中止を提案すると、受け入れてくれることが比較的多い。「実際、必要ないとは思っていた」「いつ中止を伝えようか考えていた」など、前向きに回答してもらえることが多い。むしろ、「重複していましたか？　知りませんでした」と感謝されることもある。

　ただ一方で、「なぜ、介入するのか」「中止はしないで続けておいてください」といった否定的な回答もないわけではない。そういう事例を経験す

ると、安易な介入には気をつけなくてはならないと考えさせられる。そして、**つくづく処方することは簡単だが、薬を中止・減薬は難しい**と感じさせられる。

　もし処方した医師とのやり取りがうまく進み、患者さんにも納得してもらえて処方を変更した場合は、診療情報提供書をお渡しし、患者さんに受診のときにもっていくようにしてもらおう。**これが医師同士の最低限のマナーである。**

｜これがコツ！｜　薬をやめたくない患者さんに効くキーフレーズ

「処方した先生に相談してみます」

×ＮＧフレーズ　ここでも（一方的に）「薬を減らしましょう」
　　　　　　　　　　　です！

マルチモビディティを診るために、ガイドラインを活用する

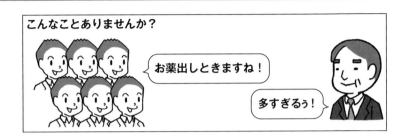

　患者さんが高齢になるにつれて、糖尿病、高血圧、脳梗塞後遺症、認知症、骨粗鬆症など、複数の慢性疾患を抱えることが増える。このような状態を**マルチモビディティ（multimorbidity，多疾患併存状態）**といい、近年、問題視されてきている。

　マルチモビディティでは複数の診療科にかかるため、主治医が複数存在することになる（**ポリドクター**とよぶ）。理想は、一人の主治医が疾患横断的に一人の患者さんを診ることだが、現実として、疾患別に縦割りに複数の主治医が存在することがある。それぞれの主治医はそれぞれの疾患別ガイドラインに沿って薬を処方するので、薬がどんどん増えていってしまう結果となり、ポリファーマシーの問題が生じる。

診療ガイドラインの良い面・悪い面

　ガイドラインは、医師個人の経験や勘任せではなく、「科学的根拠に基づいた医療をどの医療機関でも同じように受けられるよう標準化する」ためになくてはならない指標である。また、医療訴訟など、第三者が治療内容を検証するときには、ガイドラインはその判断基準となる。実際に医療訴訟を担当する裁判官は、診療ガイドラインについて、「医療水準を認定するうえで重要な資料になる」との見解を有しているようである。

　しかしながら、上述のように、ガイドラインを忠実に守ろうとすればするほど、薬の数が増えてしまうというジレンマが存在する。また、ガ

イドラインを参考に患者さんを診るのではなく、ガイドラインのほうに患者さんを合わせることになってしまいやすい。例えば患者さんの日常生活動作（activities of daily living；ADL）を考慮せずに、検査値ばかりを気にして、寝たきりの高齢患者さんに対して脂質異常症治療を開始したり、糖尿病治療の目標であるHbA1cばかりを見て、厳しくコントロールしたりするのがその例である（**図1**）。高齢者においては、ADLや社会的サポートなど、患者さんに合わせたテーラーメイド治療が必要であるが、治療の標準化を目的とするガイドラインの下では難しくなる。

高齢者のためのガイドライン

　可能であればガイドラインを細部まで読み込み、患者さんに合わせた治療を選択するようにしたい。ここでは、その一部を紹介する。

高齢者脂質異常症診療ガイドライン2017[1]

CQ2　スタチンは高齢者の心血管イベント発症リスクを低下させるか？

➡後期高齢者（75歳以上）の高LDLコレステロール血症に対する脂質低下治療による一次予防効果は明らかでない。

高齢者高血圧診療ガイドライン2017[2]

Ⅲ-CQ1 高齢者高血圧の降圧薬開始基準となる血圧値と到達目標の血圧値はいくつか？

➡a）65～74歳には140/90mmHg以上の血圧レベルを降圧薬開始基準として推奨し、管理目標140/90mmHg未満にする（推奨グレードA）。

図1　高齢者糖尿病の血糖コントロール目標ー2016（文献1より転載）

治療目標は、年齢、罹病期間、低血糖の危険性、サポート体制などに加え、高齢者では認知機能や基本的ADL、手段的ADL、併存疾患なども考慮して個別に設定する。ただし、加齢に従って重症低血糖の危険性が高くなることに十分注意する。

患者の特徴・健康状態		カテゴリーⅠ		カテゴリーⅡ	カテゴリーⅢ
		①認知機能正常 かつ ②ADL自立		①軽度認知障害～軽度認知症 または ②手段的ADL低下、基本的ADL自立	①中等度以上の認知症 または ②基本的ADL低下 または ③多くの併存疾患や機能障害
重症低血糖が危惧される薬剤（インスリン製剤、SU薬、グリニド薬など）の使用	なし	7.0%未満		7.0%未満	8.0%未満
	あり	65歳以上 75歳未満 7.5%未満 （下限6.5%）	75歳以上 8.0%未満 （下限7.0%）	8.0%未満 （下限7.0%）	8.5%未満 （下限7.5%）

75歳以上では150/90mmHgを当初の目標とし、忍容性があれば140/90 mmHg未満を降圧目標とする（推奨グレードA）。

b) 自力で外来通院できないほど身体能力が低下した患者さんや認知症を有する患者さんでは、降圧薬開始基準や管理目標は設定できず個別に判断する（推奨グレードB）。

CKDステージG3b〜5患者のための腎障害進展予防とスムーズな腎代替療法への移行に向けた診療ガイドライン[3]

75歳以上で腎機能G3b以上では、RA系阻害薬や利尿薬に比較し腎血流を低下させるリスクが少ないことから、Ca拮抗薬が望ましい。

忙しい外来で効率よく患者さんの情報を把握する

高齢者では患者さんの環境に合わせた医療を行うことが望ましい。しかしながら、忙しい外来のなかでは、どうしても患者さんの状況を細部まで把握することは難しい。そこで、**患者さんの状況を一目で理解できるような表やプロブレムリスト**などを用意しておくことをお勧めする（表1）。短く、簡単に状況をまとめておき、情報を少しずつアップロードする。患者さんへの理解が深まるとともに、他院への紹介や診療情報提供書が必要になったときに、その都度カルテを見返す必要がなく、仕事の効率化にも繋がる。

表1 プロブレムリストの例

・既往歴 ・内服薬：他院受診があればそれも把握しておく ・要介護度：申請はしているか ・ADL	・生活環境（独居・家族と同居・施設入所）：家は何階建てで、何階に住み、エレベーターはあるか。食事は誰が用意しているか ・キーパーソン ・患者さんが生活のなかで一番不便を感じていること

|これがコツ！| 患者さんの情報を効率よく把握して、テーラーメイド医療に結び付けるべし。

文献　1) 日本老年医学会, 編. 高齢者脂質異常症診療ガイドライン 2017.
https://www.jpn-geriat-soc.or.jp
2) 日本老年医学会, 編. 高齢者高血圧診療ガイドライン 2017.
https://www.jpn-geriat-soc.or.jp
3) 平成26年度厚生労働科学研究委託事業（難治性疾患等実用化研究事業（腎疾患実用化研究事業）慢性腎不全診療最適化による新規透析導入減少実現のための診療システム構築に関する研究. CKDステージG3b〜5患者のための腎障害進展予防とスムーズな腎代替療法への移行に向けた診療ガイドライン 2015. https://jsn.or.jp

生活リズムを聞き出す

こんな訴え、ありませんか？

夜全然寝付けなくて、
朝は夜明け前から起きてしまいます

それは早いな……

　患者さんの生活リズムを把握しておくことは、ポリファーマシー介入においてカギになる要素の一つである。寝る時間・起きる時間、食事の時間と回数、時間があるときの日中の過ごし方など、忙しい外来中でも、聞くことができる質問量だと思う。生活リズムを聞き出すことで、1日2食であるとか、昼間は外出が多く薬の飲み忘れも多いとか、逆に昼間はデイサービスを利用しているので昼分の薬は誰かが服薬確認してくれるとか、**患者さんの生活リズムがわかれば、それに合わせて服薬アドヒアランスを向上させる工夫ができる。**

　こういった患者さん自身の生活については、こちらから**積極的に聞き出さないと患者さんからはあまり話してもらえない**。ポイントを絞って聞くことにより、短時間で有益な情報を得ることができる。

患者さんが言う「眠れない」は本当か？

　高齢者では寝つきが悪かったり、熟睡感が得られなかったり、と不眠を訴えるケースがかなり多い。歳を取るごとに日中の活動量が減るので、必要な睡眠時間は少なくなっていくのだが、患者さんはそう認識していないことがある。先日の外来で、こんなケースがあった。

> 患者さん（90代男性・独居）「夜全然寝付けなくて、朝は夜明け前から起きてしまうので睡眠薬を追加してほしい」
> 医師「何時ごろ、起きてしまいますか？」

患者さん「2時過ぎには目が覚めてしまって……」

医師（たしかに、2時は早いな）「寝床に入るのは何時ごろですか？」

患者さん「最近は早く日も暮れてしまうから、7時ごろには布団に入り
ますね。それから眠れるんだけれど、どうしても2時ごろ目が覚めて
しまって」

医師（7時？！　ということは……7時間！　むしろしっかり眠れている）
「布団に入る時間が少し早すぎるのかもしれませんね。睡眠時間として
は、7時間なので、しっかり眠れていると思いますよ。2時に起きてし
まうのが気になるのであれば、少し寝る時間を遅くしていきましょうか」

これは、就寝開始時間が極端に早いケースだったが、「すぐに寝付けない」
という患者さんが、実は日中に長時間昼寝していることを、一緒に来院さ
れる家族から教えてもらうこともある。

生活リズムを尋ねることで、患者さんの変化に気付く

患者さんに生活リズムを尋ねたときは、その時点で新たな発見や介入が
できなくても、生活の様子をカルテにメモしておく。時を経て、同じ質問
をしてみるとわかることがある。**質問への答えがあやふやになっていれば
認知症を疑ったり、時間があるときの過ごし方が変化していたら（外出し
たことを楽しそうに話していたのに、あまり外出していない様子に変化し
ているなど）老年期うつ病を疑ったり**と、患者さんの変化に早いうちから
気付くことができる。これは、患者さんの普段の生活を聞いて、知ってい
るからこそできることである。

もう少し詳しく、しっかりと患者さんの**日常生活動作**（activities of daily
living；ADL）を知っておきたい場合は、手段的ADLと基本的ADLを分け
て点数化する方法がある。基本的ADLは、Barthel Indexの10項目（ベット
からの移乗、歩行、階段昇降、食事、入浴、トイレ動作、排尿コントロール、
排便コントロール、着替え、整容）の点数を付け評価する。手段的ADLは、
買い物や食事の準備、服薬管理、金銭管理などを含んでいる。

| これがコツ！|　生活リズムを聞き出し、記録しておくことで、
　　　　　　　　患者さんの変化に敏感になれる。

「習慣化」が患者さんの モチベーションを上げる

血圧は、さっき診察を待っている時間に
測って、145/80 でちょっと高めでした

（病院に・診療所に）来てから
何回か測ったら、少しずつ下がって
135/75 でした

日々の変化を患者さんにモニタリングしてもらおう

　　さて、この患者さんたちの血圧コントロールはよいのか、それとも改善
の余地があるのか。「年齢も既往歴も薬もわからないし、そもそも1回だけ
の血圧値を示されても何とも言えない」、そう思われたのではないだろうか。

　　そう、1回だけの血圧では、正直なんとも言えないのである。しかし、
外来ではこれが普通に行われている。患者さんが来院されるのは月に1度、
降圧薬や脂質異常症の薬で数値が落ち着いている場合であれば2～3カ月
に1度かもしれない。その期間中の**たった1回の血圧で、降圧薬をどうす
るか判断している、なんてことはないだろうか**。病院での血圧が高めで
あっても白衣高血圧かもしれないし、慌ただしく来院した直後に測定した
数値なのかもしれない。

> 日本高血圧学会のガイドラインで推奨されている患者さん向けの「家
> 庭血圧の正しい測り方」は、
> ・上腕血圧計を選びましょう
> ・朝と晩に測定します。朝：起床後1時間以内・朝食前・服薬前、
> 　　　　　　　　　　　　晩：就寝直前
> ・トイレを済ませ、1～2分椅子に座ってから測定
> ・2回測定して、その平均をとります
> ・週に5日以上測定した結果を主治医に見せてください

となっている。

治療は、患者さんの状態を適切に把握し、それを元に判断することが求められるが、医療従事者側の努力だけでは解決できない。患者さんの協力が必要不可欠だが、医療従事者任せの患者さんも一定数いる。血液のデータから今の状態を客観的に評価することは可能であるが、**日々の変化を捉えることはできない**。血圧も体温も血糖値もずっと一定ということはなく、さまざまな要因で変動している。日内変動だけでなく、夏に血圧が下がり、冬になると血圧が上がるといった季節性の変動もある。血圧だけでなく、糖尿病の治療をしていれば血糖変動もある。

　人それぞれ違う反応があるので、**その変動をできる限り捉えておいてもらうことで、医療従事者は治療に活かすことができる**。

自分で測ることが、患者さんの意識を変える

　高血圧は未治療者も含めると有病者数が4,300万人、実に国民の3人に1人とも推定される。通常、血圧は朝起きてから徐々に上昇し、活動が活発になる日中は高くなり、夜に向かって下がっていく。夜間、寝ている間はさらに下がり、日中よりも低い状態を維持する。これを日内変動のdipper型という。一方で、夜間に向かって上昇する人（riser型）や、就寝中に血圧が下がらず高い値を維持している人（non-dipper型）も存在する（図1）。riser型やnon-dipper型のタイプでは心血管イベントが多いということが明らかにされている[1]。

　つまり、生活のなかのワンポイントだけでなく、いくつかのポイントで血圧をみていくことで、患者さん自身の血圧のタイプがわかり、それを治療に繋げることができる。患者さんにはできる限り自分自身の体の状態を把握し、自分と向き合ってもらうために、血圧を測ることを勧めてほしい。最近は家電量販店で血圧計は2,000円前後から買うことができる。My血圧計でなければならないことはないので、夫婦で一台、一家に一台でよい。血圧測定を習慣化してもらい、それを記録してもらおう。**記録することで、数値が「見える化」され、必ず血圧に興味をもってくれる**。すると、少し高めのときなど普段との変化があると、何があったか考えるようになってくれる。そうして血圧測定に患者さんの意識が向いてくると、服薬管理もできるようになる。

　すべて上手くいくのは難しいかもしれないが、医師が治療の目標や目的

をはっきりと示すことで、患者さんは自分の事として捉えて向き合ってくれるようになる。そして、患者さんの意欲も変わってくると期待できる。

図1 血圧変動パターン

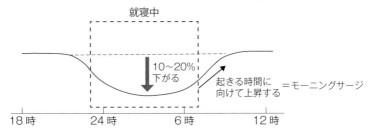

dipper 型＝正常　　・就寝中、夜間は日中に比べて 10〜20% 血圧が低下する
　　　　　　　　　・起床に向けて、朝方に血圧は上昇する

就寝中

10〜20%
下がる

起きる時間に
向けて上昇する　＝モーニングサージ

18 時　　　24 時　　　6 時　　　12 時

non-dipper 型…就寝中の血圧低下が日中に比べて 10% 未満

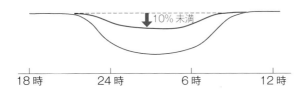

10% 未満

18 時　　　24 時　　　6 時　　　12 時

riser 型…就寝中の血圧が日中に比べてむしろ上昇する

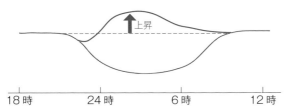

上昇

18 時　　　24 時　　　6 時　　　12 時

・non-dipper 型や riser 型は心血管イベントが多い
・起床時間に向け上昇するモーニングサージが大きいことも
　心血管イベントのリスクとなる

治療目標が達成できないときにどうするか

　　血圧やそのほかの血液検査の値が悪く、治療目標に達していない場合に、謝ってくる患者さんもいる。「数値が良くなり、日々のコントロールも良かった」であれば、お互いにhappyな時間かもしれない。しかし、悪い場合でも客観的事実を伝え、**なぜこのような結果になったのか患者さんに考えてもらうこと**が非常に重要である。ただし、尋問するようなことはやめたい。

「この結果を見て、何か思い当たることはありますか」

「日々の生活のなかで、今後どこが改善できそうですか」

「次回までの目標を決めておきましょう」

　　こんな問いかけをして、患者さんからの言葉を待とう。できるかぎり患者さん自身の言葉を引き出す姿勢でいよう。医師が誘導して目標を決めることは控えたほうが、患者さんのモチベーションに繋がる。

　　血糖値やHbA1cが悪ければ、

「太ってしまった」

「実は間食が多かった」

「甘い飲み物を飲んでしまうことが多かった」

「体重計に乗らずに過ごしてしまった」

など、患者さんは自分で答えを見つけてくれる。医師はあくまで患者さんの答えを聞くのである。その在り方が肝心である。

　　データが悪くなったときに、患者さんがどのように状況をアセスメントできるか。**患者さんがアセスメントできるように医師はうまく伴走できていたか。**これこそが大事な関わり合い方である。

| これがコツ！ | 患者さんを主役に！
医師は患者さんが目標達成できるように
伴走しよう。

文献

1) 日本高血圧学会高血圧治療ガイドライン作成委員会, 編. 高血圧治療ガイドライン2019. 東京：日本高血圧学会；2019.

ポリファーマシーになりやすい患者さんは、多疾患型？それとも不定愁訴型？

薬をやめたらどうなるか心配です

（外来にて）
睡眠薬を希望する患者さん
「眠れないんですよ。夜に布団の中で2時間くらい格闘して、なんとか寝たと思ったのに、トイレで一度目が覚めると、もうそのあと寝付けないんです」
めまい止めの薬を希望する患者さん
「ときどき、めまいのようなふわふわする感じがあって、いろいろ調べたんですけど何も見つからなくて。でもやっぱりめまいが起こることがあって、不安なので薬を飲んでいたいです」
胃薬を希望する患者さん
「胃がなんとなくムカムカする感じがあって、以前それを伝えたら薬が始まって……。薬をやめるとまたムカムカしそうで、やめられないです。薬を飲んでいるという安心もあると思います」

多疾患型とは？　不定愁訴型とは？

　既往歴がたくさんあり、治療すべき疾患が増えれば増えるほど、必然的に薬の数は増えてしまうのが、**多疾患型**である。

　その場合でも、患者さんの状態を把握しながら、薬の整理・調整は必要である。患者さんは、当然ながら年を取るわけで、その間に臓器障害の進行や新たな疾患の発症が起こる。そのため、ずっと同じ薬を飲み続けると

いうことは基本的にはあり得ない。

　また、多くの症状を訴える（不定愁訴と思われるものも含む）患者さんも、対症療法としての処方が増えていく結果、多剤併用となるリスクをもっている。これは**不定愁訴型**といえる。冒頭（➡p.12）に挙げたように、そういった患者さんこそ、薬を減らすことが難しい。

「何もないことを証明すること」は最も難しい

　理想的な医療の流れは、患者さんに何らかの症状がある ⇨ 症状に対して疾患を想定し、検査を行う ⇨ 検査結果が症状と関連があり、診断が確定 ⇨ 治療が始まる、である。この場合、患者さん・医師ともに満足度は高い。

　一方で、検査結果に異常は認めず、原因がはっきりしない ⇨ 症状はあるため、対症療法として処方が開始される ⇨ 原因精査のため、追加検査を行いつつ対症療法は継続される、のような場合、原因がはっきりしないと、患者さんも医師もなんとなくすっきりしない。

　対症療法での治療が奏効し、症状がなくなることもあるが、対症療法でも症状が改善しない、はっきりした原因も掴めないということもある。客観的な評価を下すことのできない訴え（痛みやしびれなど）は、症状あり ⇨ 処方 ⇨ 症状改善なし ⇨ 新たな処方、と負のスパイラルに陥りやすく、悩ましい展開となる。

　いくら検査を行っても、何もないと言い切ることは非常に難しい。言い方は悪いが何か原因がみつかったほうが、患者さんは満足することが多い。

　患者さんが満足しないこと、これは薬が増える大きな要因の1つである。

不定愁訴型へのアドバイス

　基本的に、症状に対して処方薬を増やすときは、ほかの処方薬を減らすようにする。処方薬の1増1減を心がけ、体調が良さそうなときはすかさず頓用への変更を行う。この「減らすタイミングを逃さない」という姿勢が肝心である。

|これがコツ！|　処方は1増1減を心がける！

患者さんのヘルスリテラシーを確かめよう

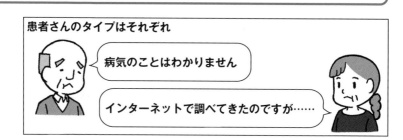

患者さんのタイプはそれぞれ

病気のことはわかりません

インターネットで調べてきたのですが……

患者さんに一方的に話していませんか？

　　患者さんと病気について話すときに最も重要なことは、話す側の一方的な自己満足に終わってはいけないということだ。治療や生活習慣の改善など、実際に行うのは患者さんであるので、こちらからの話を理解し、納得してもらわないと行動に移してもらうのは難しい。実際には、理解していても、行動に移せるかというところにも壁はあるのだが、まずは理解してもらうことが重要である。

ヘルスリテラシー：患者さんはどちらのタイプ？

　　ヘルスリテラシーとは、「健康に関する情報を、インターネットや本などから獲得し、評価・理解し、生活の質を維持向上させること」である。リテラシーという言葉は、本来は読み書きの能力という意味で使われていたものだが、最近はある分野において必要な情報を引き出し、活用する能力、応用力などという意味で使われる。患者さんはどのように医療機関を選び、どのように情報を入手しているのか、令和2（2020）年受療行動調査（厚生労働省）を図1、表1に示す。

図1 外来－入院別にみた病院を選んだ理由（複数回答）（令和2年）
(https://www.mhlw.go.jp/toukei/saikin/hw/jyuryo/20/dl/kekka-gaiyo.pdfより転載）

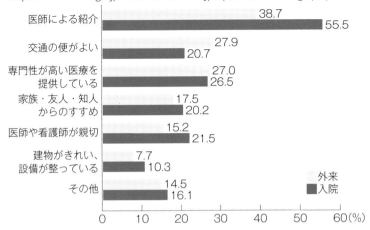

注：「病院を選んだ理由」がある者の数値である。

表1 外来－入院別にみた普段医療機関にかかる時の情報の入手先（複数回答）（令和2年）
(https://www.mhlw.go.jp/toukei/saikin/hw/jyuryo/20/dl/kekka-gaiyo.pdfより転載）

（単位：％）

		外来	入院
総数		100.0	100.0
情報を入手している		80.0 (100.0)	83.0 (100.0)
情報の入手先（複数回答）	医療機関の相談窓口	(15.6)	(26.2)
	医療機関が発信するインターネットの情報	(23.5)	(18.3)
	医療機関の看板やパンフレットなどの広告	(5.7)	(6.9)
	行政機関の相談窓口	(2.3)	(5.3)
	行政機関が発信するインターネットの情報（医療機能情報提供制度など）	(3.2)	(3.4)
	行政機関が発行する広報誌やパンフレット	(3.8)	(4.0)
	医療機関・行政機関以外が発信するインターネットの情報（SNS、電子掲示板、ブログの情報を含む）	(14.0)	(11.6)
	新聞・雑誌・本の記事やテレビ・ラジオの番組	(4.7)	(5.5)
	家族・知人・友人の口コミ	(71.1)	(69.4)
	その他	(10.6)	(12.3)
特に情報は入手していない		17.2	14.7
無回答		2.8	2.3

　　　　以上より、約8割の患者さんがなんらかの手段で情報を得ていることが
わかる。そのなかでも、やはりインターネットを介した情報収集が最も多い。
ここで重要なことは、ただ情報をたくさん集めるということではなく、

それを正しく理解し、活用する力であるという点である。健康に関する情報は、インターネット上にたくさん存在し、信憑性は玉石混交である。病気や治療について、すごくよく調べて外来に来る患者さんもいるし、一方で自分の病気にまったく興味がなく、他人事のように話を聞く患者さんもいる。

　患者さんと会話をするときは、患者さんはどちらのタイプであるのかをいち早く読み取り、説明に活かすことが有用である。つまり、より突っ込んで治療や生活習慣の注意点を説明するべきなのか、そもそも治療の大切さや生活習慣の重要性を気付かせるべく話をすべきなのかで、話し方は大きく異なる。

「○○という病気について、どうお考えですか」

「何か生活のなかで気を付けていることはありますか」

といった漠然とした問いから、患者さんの情報を引き出せる可能性がある。

肥満・脂質異常症の患者さん

（体重減少とデータの改善を認めた）「とにかく痩せることが大事だと思ったので、昼ごはんは抜きにして、運動も頑張って、歩く時間を増やしました」

（2カ月後、体重は元に戻り、データも悪化）「この前良かったので、その間頑張った分少しずつ油断して、運動も積極的にやらなくなりました」

　生活習慣病はその名の通り、生活習慣の改善が大切である。しかし、習慣を改善することは時間のかかる作業である。一時的に頑張って結果が改善しても、続けられない頑張りはいつか破綻し、むしろ大きくリバウンドすることが多い。頑張り過ぎることは長い目で見ると逆効果であることが多い。

　「続けられることを続けて行きましょう」と声掛けすることが大切である。

糖尿病の患者さん

「健康のために、毎日野菜ジュースを飲んでいます」

　ものにもよるが、基本的に野菜ジュースはジュースである。手軽に野菜を取れると思いがちだが、本物の野菜にはかなわないし、飲みやすくして

いるのには理由がある。なかなか糖尿病（HbA1c）が改善しない理由が、実は患者さんが健康のためよかれと思ってやっていたことであったということを経験することがある。

一方的に押し付けるだけでは解決しない

当たり前のことを並び立てて正論を伝えても、患者さんには響かない。それどころか、一方的な話し方は、医療従事者側への不信感や治療への後向きの気持ちを強くさせてしまう恐れさえある。突き放すような言い方に聞こえるかもしれないが、最終的にどのような道を選ぶのか、判断するのは患者さんであり、その結果どうなろうと患者さんにすべて返ってくる。私たち医療従事者側は、現在の状態とこのままにしておくことで今後起こりうる可能性があることに対して、知識やそれに対する対応方法を患者さんよりも多く知っている。**選ぶべき情報を共有し、その結果出した患者さんごとの結論を尊重する姿勢も大切である。**

過去について責めても仕方がない。未来へ生きる会話をする

生活習慣病に関する現在の状態は、過去の積み重ねの結果である。もっと前から体重に気をつけて生活するべきだったとか、禁煙をもう少し早くするべきだったなどといった言葉は、少なくとも患者さんを前向きにさせるものではない。むしろ、きちんと今までの情報を伝えてもらえなくなるかもしれない。

いくら過去を嘆いても過去は変えられない。しかし、今から未来を変えることはできるかもしれない。ありのままを聞いて、これからどうするべきか、建設的な提案や話をすることが大切である。

|これがコツ！| 患者さんのタイプに合わせて、
有益な情報提供を行うべし。

「高齢者」と一括りにしてはならない

救急外来にて脳梗塞が見つかった高齢者の患者さん

「健康だから、病気になんか一度もなったことはない」

「今まで病院嫌いで病院に行ったことなんかない」

　WHO（世界保健機関）の定義では「65歳以上を高齢者」としており、65〜74歳を前期高齢者、75歳以上を後期高齢者とよぶ。

　わが国では2020年の時点で、65歳以上の高齢者人口は3,617万人と、人口の28.7%を占め、過去最高を達成した。

　定義としては、65歳以上は高齢者という言葉で一括りにされてしまうのだが、高齢者といってもさまざまである。心も体も健康な高齢者がいる一方で、複数の疾患を抱えた高齢者もいる。既往歴、内服歴、健診受診歴、飲酒歴、喫煙歴、家族歴……、1人として同じ高齢者はいない。

高齢者に必ず聞かなくてはならないこと

　高齢者を問診する場合には、以下の必ず聞くべき項目を聞き逃さないで欲しい。

- ・定期健診を受けたことがあるか、今まで受けてきたか
- ・肺炎球菌ワクチンなど定期接種を受けているか
- ・誰と住んでいるか

　冒頭に示したセリフに戻るが、救急外来にて脳梗塞が見つかった高齢者の患者さんが次のように話してくれたとき、医師はどんな印象を受けるだろうか。

　患者さん①「健康だから、病気になんか一度もなったことはない」

　患者さん②「今まで病院嫌いで病院に行ったことなんかない」

患者さん①は、今まで健康だったのに、脳梗塞を発症してしまってかわいそうだな。患者さん②は、病院嫌いで検査も受けてないだろうから、自己管理もできてないだろうし仕方ないな。という印象だろうか。しかし、よく考えると、2人の言葉は、違うことを言っているようで、意味することはほぼ一緒である。つまり、「今まで検査や健診を何も受けていない」ということである。

患者さんから発せられる「健康だから……」という言葉は、残念ながら信頼性に欠ける。血圧が160/90mmHg、HbA1c 8.0％、随時血糖値220mg/dL、Cre 1.5mg/dL、尿蛋白3+……、健診や検査をしたらこういった結果になったとしても、血圧を測らなければ、検査を受けなければ見つからない。

患者さんの言葉は鵜呑みにはできない。患者さんを疑い過ぎることは患者さんとの関係構築に悪影響を及ぼすが、信じ過ぎるのもまた然りである。

患者さんのヘルスリテラシーを理解する

患者さんのヘルスリテラシーがわかる質問をし、それに対する回答から、患者さんを理解することは非常に大切である。

ワクチンを定期的に打っているかどうかは、患者さんの健康に対する意識を理解する大きな手がかりとなる。例えば、肺炎球菌ワクチンは、日本老年医学会の「高齢者の安全な薬物療法ガイドライン2015」において、高齢者での接種が強く推奨されている。公費負担もあり(市町村によって公費負担は異なる)、市町村から定期的にお知らせが届く。インフルエンザワクチンも同様だが、このような推奨やお知らせをどう受け止めているかで、患者さんのヘルスリテラシーがわかる。

また、運動習慣や外出の頻度をみることでも患者さんのヘルスリテラシーが理解できる。運動習慣(1回30分以上の運動を週2回以上実施し、1年以上継続している)がある割合は、男女ともに20～64歳よりも65歳以上のほうが高いことがわかる(図1)。

図1　65歳以上の運動習慣者の割合

（令和3年版高齢社会白書（内閣府）https://www8.cao.go.jp/kourei/whitepaper/w-2021/zenbun/pdf/1s2s_02.pdfより転載）

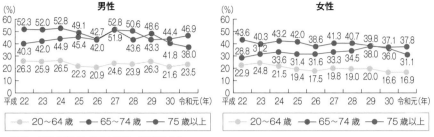

資料：厚生労働省「国民健康・栄養調査」
（注1）調査対象は、全国の20歳以上の男女。
（注2）身体状況調査の問診において「医師等からの運動禁止の有無」に「無」と回答し、
　　　　「運動習慣」のすべての質問に回答した者を集計対象とした。
（注3）「運動習慣者」とは、1回30分以上の運動を週2回以上実施し、1年以上継続していると
　　　　回答した者。

一方で、外出の頻度を性別、年齢階級別に見てみると、60代でもほとんど外出しないという回答も一定数見られるが、年齢が上がるにつれて、その割合は増える。そして、年齢が上がるにつれて、外出の頻度に大きなばらつきが見られるようになることが特徴的である（**図2**）。

近年、高齢者の1人暮らし世帯が増えている。厚生労働省平成29年国民生活基礎調査では、65歳以上の1人暮らしは約627万世帯であり、65歳以上の夫婦のみの世帯も約643万世帯である。認知症があっても独居であることは珍しくない。そのため高齢者に対しては、独居か、それとも家族と住んでいるかといった住環境を尋ねる質問は重要である。住環境から、服薬アドヒアランスや食事管理、また、孤立やセルフネグレクトがないかなども推察できる。

もし、患者さんが誰かと住んでいるのであれば、その人との関係を聞いておきたい。患者さん本人で、食事や内服の管理をすることが難しくなった場合に管理を任せられるのか否かなどの情報を確認していくことも重要である。

高齢者を診察する機会はこれからどんどん増えていくだろう。患者さんにいかに聞くべきことを聞き、患者さんの背景や起こりうる問題点などを考えておくことができるかは、より大切なスキルとなる。

図2 外出の頻度-性、年齢階級別

（令和2年度高齢者の生活実態（東京都福祉保健局）https://www.fukushihoken.metro.tokyo.lg.jp/kiban/chosa_tokei/zenbun/reiwa2/r2houkokusyozenbun.files/7_7-8.pdfより転載）

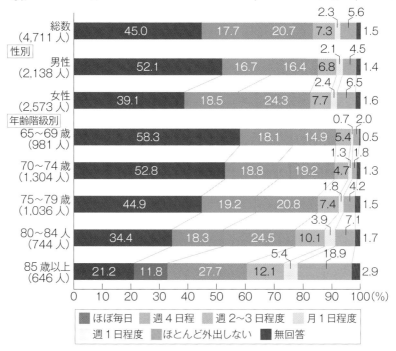

凡例：
- ほぼ毎日
- 週4日程
- 週2～3日程度
- 月1日程度
- 週1日程度
- ほとんど外出しない
- 無回答

| これがコツ！ | 高齢者のおかれている状況も考え方も人それぞれ。適切な質問で情報を聞き出そう。 |

治療方針を決定するのは誰？シェアード・デシジョン・メイキングを考える

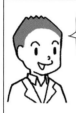

薬が多くなってしまっていますね
少し効果が重複している薬もあるので、
減らしておきますね

…… （え？ 私の意見は聞いてくれないの？
どの薬が減らされちゃうんだろう）
どの薬でしょうか

治療方針の決定の変遷

冒頭のような、患者さんに対しての医療従事者側の一方的な意見の押し付けは、最近は少なくなっていると思われるが、病気や治療について、患者さんとどのように話していけばいいのだろうか。

治療方針の決定については、時代の移り変わりとともに、大きく分けて以下の3つの変化を遂げて来た。

パターナリズム

患者さんの状態や治療への適応など、医療情報をある程度患者さん側へ伝えるが、それらを検討し、どういった治療選択をするのかを決める最終意思決定権は医療従事者側にあった。患者さんはほぼ受け身の状態であったため、医療従事者本位で医療が行われ、患者さん側には不満が残るなど、問題点が多かったものの、しばらく前の医療界はそれが普通のこととして行われていた。

インフォームド・コンセント

「説明を受け、納得して同意する」という意味で使われる、患者さん主体

の言葉である。医療従事者から患者さんへ、病気や今の状態について十分な説明を行う。患者さんは検査結果・治療内容をしっかりと理解したうえで、治療を受けるかどうかの選択をする。ここで重要なことは、患者さんが「内容をしっかりと理解したうえで」という点である。理解できない（医療従事者の説明不足、患者さんの理解不足・理解できない状況などがある）場合は、インフォームド・コンセントは成立しない。

　類似する用語に、**インフォームド・チョイス、インフォームド・デシジョン**があり、どちらもインフォームド・コンセントを基本する。前者は、医療従事者から選択肢に対する十分な説明を受けたり、情報を集めたりしたうえで、治療方法を患者さん側が選択することを指す。後者は、選択した治療を実際に受けるかどうかを決めることを意味する。

シェアード・デシジョン・メイキング

　現代の患者さん-医師関係のあるべき姿である。インフォームド・コンセント、インフォームド・デシジョンの時代となり、患者さん主体となったことでパターナリズムの問題は解決したかにみえたが、実際にはそうではなかった。医療の専門的な知識をもたないにもかかわらず、最終意思決定権のみ与えられ、治療決定などが患者さんに丸投げされかねないという問題点が出てきた。そこで、これを解決すべく発展したのが、「シェアード・デシジョン・メイキング」である。

　医療従事者は、医学的な情報を客観的にまとめ、さらに治療の選択肢に関しての助言を行う。一方で、患者さんは自分自身の命に対する死生観や価値観、社会的な状況、家族の考えなどを医療従事者側に伝える。そのうえで、どちらか一方が最終意思決定権をもつのではなく、双方が意見を出し、話し合う。場合によっては、複数の医療従事者や患者さん家族も話し合いに参加し、最終決定を行っていく。

　表1にパターナリズム、インフォームド・コンセント、シェアード・デシジョン・メイキングをそれぞれ医療情報の方向、死生観や価値観などの考え方とそれがどの程度判断に対し重要視されるか、最終的な治療方針の決定者を示した。

　このように、治療選択や意思決定の過程は時代とともに変化してきている。

表1 治療方針の決定者別の特徴

	パターナリズム	インフォームド・コンセント	シェアード・デシジョン・メイキング
医療情報の方向	医療従事者→患者・家族	医療従事者→患者・家族	医療従事者→患者・家族
死生観などの考え方と重要度	（患者・家族→医療従事者）あまり重要視されない	患者・家族→医療従事者重視される	医療従事者↔患者・家族重視される
治療方針決定者	医療従事者	患者・家族	医療従事者と患者・家族

ポリファーマシーの患者さんに対して考慮すべきこと

　ポリファーマシーへの介入においても、上述した「パターナリズム」「インフォームド・コンセント」「シェアード・デシジョン・メイキング」を理解しておくことが肝要である。

　医療従事者は「薬が多いな、本当に飲めているのだろうか」と思って薬を減らそうと提案しても、そのまま受け入れられることばかりではない。医療従事者の思い込みだけで、薬を減らそうとするのは、まさにパターナリズムなのである。

　薬を減らす場合には、患者さんの薬に対する考え方をしっかり聴取しておかなければならない。思わぬ薬を好んで飲んでいる場合もあり（本当に効果があるかどうかは別、患者さんはそれに効果があると思っている）、**睡眠薬・胃腸系薬・抗めまい薬などを医療従事者が必要ないと捉え、一方的に中止すると伝えるのは御法度**である。一方で、本人が認知機能障害などで意志の疎通が難しい場合は、介護者への意見聴取を忘れないことである。

> **｜これがコツ！｜** 薬を減らす場合には、患者さんの薬に対する考え方をしっかり聴取しておく。

副作用が出ていませんか？
聞き出す工夫

（外来にて）高血圧・脂質異常症で1～2カ月ごとに受診する患者さん

医師「前回処方した降圧薬ですが、飲み始めてから何か変わったことは
ありませんか」

患者さん「特別変わったことはないと思います」

医師「些細なことでもいいですよ。何か気になること、困ったことがあれ
ば教えてください」

患者さん①「そう言えば、咳が出るようになったかもしれません」

患者さん②「そう言えば、足がむくんだような感じで腫れぼったいです」

　患者さん①は、ACE阻害薬の副作用の空咳である。ACE阻害薬を投与
された患者さんの20～30％に出現するといわれる。朝服薬している場合
は夕に服薬時間をずらすことで、日中の空咳が減り、処方継続可能となる
例もある。一方で、空咳が高齢者の誤嚥性肺炎の頻度を減らすとされ、あ
えて高齢者に処方することもある。

　患者さん②は、Ca拮抗薬の副作用の下腿浮腫である。Ca拮抗薬の多く
はL型Caチャネル遮断により末梢動脈の強い拡張作用を示すが、末梢静脈
はそれほど拡張されないため、そのアンバランスにより浮腫が生じる。原則、
薬の変更が必要で、利尿薬は追加投与すべきでない。L型のみに作用する
薬剤からN型へも作用する薬剤への変更で、浮腫が改善する可能性もある。

L型のみに作用：アムロジピン、ニフェジピン、ニカルジピン、ジルチアゼム

L型、N型に作用：シルニジピン

L型、T型に作用：アゼルニジピン

L型、N型、T型に作用：ベニジピン

一歩踏み込んで聞いてみる

　患者さんは外来中に何か思っていても、「医師に対して、これを聞いてい
いものか？」と悩んでいることがある。高血圧・糖尿病などの慢性疾患で

定期的に受診している患者さんの場合、こちらから具体的な症状を聞かないとなかなか訴えてもらえない。診察室での会話は、慢性疾患が中心になるので、症状が何かしらあっても、患者さんから訴えがないとその先へ展開しない。患者さんとしては、内科の医師に夜間頻尿や睡眠不足、腰痛や膝痛について話していいものか迷い、何も言わないこともあるだろう。「特別変わったことはないです」の言葉で会話が終わってしまったら、医師は冒頭のような副作用には気付かないかもしれない。一歩踏み込んで、「些細なこと」「何か気になること」を聞く姿勢を示すことは重要である。

「何か困っていることはないですか」は重要なフレーズ

薬の副作用として比較的広く知られているもの（スタチンによる筋肉痛など）であれば、具体的な症状を示して聞くことが効果的だろう。しかし、あまり知られていない副作用について、医師のほうから具体的な症状を10も20も挙げて聞くのは現実的ではない。

この場合、「何か困っていることはないですか」と広い質問をするのが良い。耳を傾ける姿勢を示すことで、患者さんは「この先生（医師・薬剤師）は話を聞いてくれる」と認識して、いろいろなことを話してくれるかもしれない。大切なことが何気ない会話に含まれていることもある。

忙しい外来で一人一人そんなこと聞いていたら回らない、待たせている患者さんからクレームが来ると思われる医師もいるだろう。雑談になってはいけないが（ときに雑談も大切だが）、患者さんと話すことで、医療従事者側は改善できそうな生活習慣や治療に逆効果なもの・効果的なものがないか探ることができる。そこに何か症状や診断、副作用など解決のきっかけがあるかもしれない。薬に関係する訴えではないところにも、実は副作用を見つける糸口があるかもしれない。

| これがコツ！ | 「何か困っていることはないですか」の一言が、隠れていた副作用を見つけるきっかけになるかもしれない。

いつの間にかいろいろな科を受診している患者さん

～上手く減薬できていると思ったら、他院で薬を貰っていた～

（外来にて）

患者さん「最近、胃の調子は落ち着いているので、今までもらっていた胃薬はいりません」

医師（よかった。なんとなく継続していたし。そういえば、ちゃんと効果を評価できていなかったな。そろそろ胃カメラを勧めるか、症状がなければいったん中止にしましょうって、提案しようと思っていたんだった）「そうですか、よかったです。では、胃薬は中止しておきますね」

（そのまま何回か外来は過ぎ）

患者さん「この前、家の中で転んじゃって、整形外科に行きました。骨折はしていなかったんですけど、骨粗鬆症だって言われて、痛み止めとビタミンの薬が処方されました」

医師「そうだったんですか、それは大変でしたね。どんな薬が出たんですか。お薬手帳を見せてもらってもいいですか。」

お薬手帳

A 整形外科	ロキソプロフェン 60mg 3錠 3× レバミピド 100mg 3錠 3×　各食後 エルデカルシトール 0.75μg 1錠　朝食後
B 胃腸クリニック	ランソプラゾール 30mg 1錠　朝食後 モサプリドクエン酸塩 5mg　3錠 3×　各食後 六君子湯 3包 3×　各食前
C 皮膚科	オロパタジン 5mg　2錠 2×　朝食後・就寝前 オイラックス®H クリーム 30g
D 内科（当院）	アムロジピン 5mg 1錠　朝食後 ロスバスタチン 5mg 1錠　朝食後 ゾルピデム 5mg 1錠　就寝前

医師「（お薬手帳を見ながら）（なんとなんと、整形外科のほかに、胃腸クリニックと皮膚科にも受診していたなんて。あのとき、胃の調子がいいからと胃薬を中止にできたのは、胃腸クリニックから新たに薬が何種類か出されていたからか）

受診は患者さん次第

わが国では、患者さんが受診を希望し、保険証を持って病院や診療所へ行けば、受診することができる。初診時は、お薬手帳の確認や他院・他科への受診や既往歴について問うが、継続受診となると、前回からの受診の間にほかの診療科に受診したかを毎回患者さんに聞くことはしなくなる。そのため、このように気付かぬうちに多科受診しており、いつの間にかポリファーマシーになっていたという事例も比較的よく経験する。この場合は、お薬手帳を見ることで気付くことができたが、お薬手帳の確認やそもそも患者さんがそんなことがあったと伝えてくれなければ気付くことなく時は流れていたのかもしれない。

どうしたらできる限り早く気付けるか

何かあれば相談してもらい、何でも聞く、相談を受けるという姿勢でいれば、患者さんは起きたこと（整形外科に受診する前に、胃腸の調子でほかの医療機関を受診しようと思っていること）を話してくれたかもしれない。患者さんとの信頼関係構築が第一である。

次に、かかりつけ薬局・薬剤師との連携である。街のクリニックや診療所では、患者さんが行く薬局はある程度限られる。医師・薬剤師の関係性や連携を強めることができ、薬剤師は医師よりも患者さんの生活状況や服薬管理、薬に関する考え方などを知っていることが多い。そのため、日頃から連携が取れていると、薬剤師から重複投与などのフィードバックを得ることができる（しかし、これに関しては大きな病院ではなかなか難しい）。

また、受診の際に「もし、新しい薬が始まったりした場合は、薬の飲み合わせでの有害事象が起こることもあるので伝えてください」と必ず伝えておくことである。一緒に働く医療スタッフに対して、自分のことをいろいろと話す患者さんもいるので、医療スタッフ達に患者さんから聞いたことはカルテに書いておくように常日頃伝えておくと、情報を得ることができたりもする。

自分の欲しい薬を求める

　例えば、こんな患者さんがいるかもしれない。風邪症状でAクリニックを受診し、抗菌薬の処方を求めたのに、風邪には抗菌薬は必要ないと言われた。そのため、帰りにB診療所に同じ症状で受診し、抗菌薬を求める。そこでダメなら、Cクリニックに受診する。こんなことも現在は可能である。受診歴や処方歴は医療機関側では把握することができない。「薬局でわかるのでは？」と思われるかもしれないが、診療所を変えるのと同じで、調剤薬局を変えて処方箋をそれぞれで提出すれば、薬剤師も気付くことはできない。

　これは同じ症状で複数の医療機関を受診したかなり極端な例と思われるかもしれないが、抗不安薬や睡眠薬を求めて2〜3もの医療機関を回る患者さんも実際にはいる。そして、患者さんは深く問診などせずに処方のみしてくれる医師に集まり、依存性や相互作用などを考えて処方行為に厳格な医師を避けることも起きうる。

　厚生労働省の調査によると、一人当たりの年間外来受診回数は、高齢者ほど増加する傾向にある（図1）。

図1　年齢階級別1人あたり年間外来受診回数（医科・歯科、2016年度）
（第125回社会保障審議会医療保険部会資料　令和2年2月27日（厚生労働省）https://www.mhlw.go.jp/content/12401000/000601005.pdfより転載）

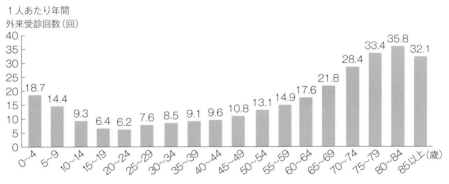

高齢になれば多疾患多科・多医師受診は当たり前

　症状や疾患がいくつもある場合は、複数の医療機関を受診することはある程度、当然である。高血圧で循環器内科、胃部不快感で消化器内科、膝

痛で整形外科……といった具合である。しかし、それぞれの医師が自分のところ以外でどのような疾患でどのような治療が行われているのか把握しているかというと、把握できていないことのほうが多い（そもそも把握しようとしていないということもあるかもしれない）。

特に患者さんが高齢であるならば、多疾患罹患、多科・多医師受診は当たり前と捉え、ほかにどこに通院しているのか、ほかに受診するときは遠慮なく伝えてほしいと事前に伝えておくことがポイントになる（図2、3）。

図2 年齢階層別にみた有病率

（第125回社会保障審議会医療保険部会資料 令和2年2月27日（厚生労働省）https://www.mhlw.go.jp/content/12401000/000601005.pdfより転載）

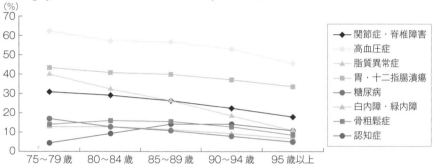

図3 年齢階層別にみた多疾患併存状態の状況

（第125回社会保障審議会医療保険部会資料 令和2年2月27日（厚生労働省）https://www.mhlw.go.jp/content/12401000/000601005.pdfより転載）

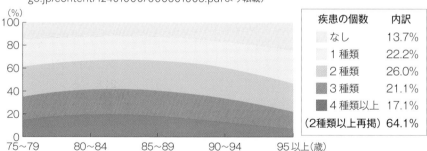

| これがコツ！ | ほかの医療機関に受診していないか、新たに薬が処方されていないか、常に話してもらえる関係を築きたい。

II

くすりから
ポリファーマシーを
解決する！

ポリファーマシー解決の手順

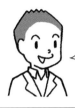

① 薬を全て書き出し、一覧にする
② 薬の種類を分類する
③ 飲んでいる理由を1剤ずつ明らかにする
④ 患者さん・家族の意見を聞く
⑤ 減薬してみる、反応をモニタリングする

①薬を全て書き出し、一覧にする

　ポリファーマシー解決への最初の一歩であるが、簡単なようでいて実は難しい。なぜなら患者さんの協力が不可欠だからである。

　病気を診断し、治療介入のために薬を処方するのは「医師 → 患者さん」である。医師から患者さんへ向かう矢印が大きい。もちろん、日々の生活習慣改善や、服薬アドヒアランスは患者さんにかかっているが、処方薬の選択などは医師の判断によるところが大きい。しかし、薬を一覧にするのは、**「医師 ← 患者さん」と矢印の向きが逆になる。**

　もちろん自分が主治医としてすべてを診ているのであれば問題ない。しかし、患者さんは主治医が知らないところでほかの医療機関に受診し、薬をもらっていたりする。そして、それを言わない。言わないというと語弊があるかも知れない。患者さんとしては「医師が聞かなかったからあえて言わなかった」ということである。つまり、**医師が患者さんとの関係をうまく築いていなければ、患者さんはきちんと情報を出してはくれない。**この時点で、薬を一覧にする作業はできなくなってしまう。もしくは、一覧にしたと思っても、不完全な一覧となってしまうだろう。

　患者さんから情報が聞き出せないなら、「お薬手帳を確認すればいい」と思うかもしれない。しかし、医師の思い通りにはいかない。患者さんは、医療機関ごとにお薬手帳を分けてもっていることもあれば、お薬手帳には反映されないものの、実は骨粗鬆症の薬を定期的に注射していたりするこ

ともある。

　ポリファーマシー解決への最初の一歩を確実に踏み出すには、患者さんとの関係をしっかり築いていくことが必要になる。

②薬の種類を分類する

　さて、薬を一覧にして、全体を俯瞰してみよう。すると効果が似ている薬や、同じ疾患に使っている薬がグループ化できることに気づくだろう。

　胃薬が重複して処方されていたり、どこに分類してよい薬か（何のために飲んでいるのか）はっきりしない薬があったりする。自分が主治医としてすべてを診ていたとしても、グループ化することで見えてくるものがあるだろう。そして、「同じ効果の薬が重複している」と言えば、患者さんも「1つ減らしてみるか」となるだろうし、何のために処方されているのか理由がはっきりしない薬を減らすきっかけにもなる。

　薬を一覧にするということは、ごく当たり前で単純な作業と思われがちだが、意識してやってみると、**見落としていた事実に気づけることもある。**

③飲んでいる理由を1剤ずつ明らかにする

　薬を一覧にすると、「この病気・症状に対して、この処方なのだ」とある程度はわかってくる。しかし、前述したように、「何のために処方されているのか理由がはっきりしない薬」というのも存在する。

　例えば、A診療所に通院しているときに「なんとなく」胃が痛いということで「なんとなく」胃薬が処方される。その後、B病院に肺炎で入院し、治療が行われる。肺炎での入院が長期になり、Cリハビリテーション病院へ転院となる。退院の際に、今後の通院負担などからD在宅診療所が介入する。少し極端な例ではあるが、このように患者さんが医療機関を転々とすることもある。自分がD診療所の医師だった場合、どこまで遡って薬の処方理由を調査するだろうか。

　「なんとなく」の症状に「なんとなく」処方された薬は、「なんとなく」いつもの薬に紛れ込んでしまい、処方理由がわからなくなりがちである。患者さん側がしっかりと覚えていることもあるが、そういったことは少ない。例えば、心筋梗塞をした、脳梗塞になった、といった大きな出来事があっ

たときは、患者さんも覚えているが、「なんとなく」の場合は難しい。

　ここでは、「なんとなく」の例として胃痛と胃薬を例に挙げたが、それ以外にも脳梗塞の疑いやリスクがあるとして抗血小板薬、めまい・ふらつきがあったことで抗めまい薬、湿疹・かゆみが出たため抗アレルギー薬……など、さまざまにある。

　薬を処方する医師として、「なんとなく」処方した場合は、薬を飲んで「なんとなく」の症状が消失したか、飲まなくても変わらないのか、患者さんにしっかりと尋ね、フォローしていくことである。そして、症状が消失したことを確かめたら、速やかに中止すべきである。

　自分で処方したのにもかかわらず、なぜ処方したのか理由がわからない薬はないだろうか。カルテを振り返ってみると、ある日の患者さんの訴えをきっかけに処方し、そのまま漫然と継続していたりする。薬を処方したら、たとえ「なんとなく」ではあっても、**最後までしっかり責任をもって見届ける**必要がある。

④患者さん・家族の意見を聞く

　患者さんの訴えとして多く聞かれるのは、「**痛い**」「**痺れる**」「**眠れない**」というキーワードである。これら症状はすべてQOLに直結する。そして、客観的に数値化することができない。血圧が高い、血糖値が高い、コレステロール・中性脂肪が高い……、これらはQOLにはあまり関わりがない。**QOLを低下させている症状こそ、患者さんにとっては大切で、最も聞いてほしいこと**なのである。

　診察室で、病室で、患者さんのこの思いを理解しておかないと、患者さんとの間に溝を作る原因になってしまう。痛み止めや、しびれに効果がある薬、睡眠薬が効果判定もされずに継続していることは多くあるが、**だからといって安易に介入することは御法度で、慎重になりすぎるぐらいでよいと心しておきたい**。安易に介入して、減薬や中止を推し進めてしまうと、その薬が大切だと考えていた患者さんとの関係にひびが入ってしまう可能性がある。

　「**痛い**」「**痺れる**」「**眠れない**」に関する薬を減らす・やめることは、非常に難しい。医療従事者が考える薬の重要度と、患者さん・家族が考える薬の重要度には大きな解離があることを理解しておきたい。

⑤減薬してみる、反応をモニタリングする

　いよいよ減薬である。中止や定期薬の頓用変更など行い、その後の状態変化をチェックする。何も起こらなければ、「全然変わらない。やめて良かった」と、次の外来で患者さんから言葉をもらえるかもしれない。しかし、「やっぱり調子が悪くなった。もう一度薬を飲みたい」と言われることもある程度の割合で経験する。その場合は、**減薬継続を説得するよりも服薬を再開して、また減薬の機会を待つ**。それが長期の視点で捉えたときに最も有効だと思う。

　減薬の提案をしたときに不安そうだったり、中止したが再開するときには、頓用薬をもってもらう方法も有効かもしれない ➡p.13、16。手元に薬があり、何かのときには服薬できるという安心感が、結果的に「薬をもらったけど、使わずに済みました」という言葉に繋がることが多いように感じる。

　また、飲んでいる期間が長ければ長いほど、減薬は難しい ➡p.166。一気に減薬することはあまりお勧めしない。**減らすときは1種類ずつ**にして、患者さんの反応をみてみよう。減薬により不調を訴えるようであれば、まだ減薬は難しい。一方で、「薬を減らしてよかったです」「何も変わりなかったです」という反応であれば、さらなる減薬を一緒に考えていくことができる。

| これがコツ！|　実際にやってみると、普段の診療に足りなかったもの、見落としていたものがみつかるかもしれない。まずはやってみるべし。

薬はどこで減らす？
誰が減らす？

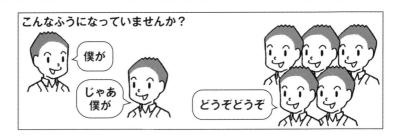

こんなふうになっていませんか？

僕が

じゃあ僕が

どうぞどうぞ

　患者さんが通院や入院する医療機関は、大きく診療所と病院に分けられる。病院はさらに急性期病院・回復期病院・療養型病院に分けられる。診療科は縦割りが進み（大学病院など大きな病院では特に）、高血圧・糖尿病・骨粗鬆症など病気ごとに主治医が複数いるポリドクターという状況が作られやすい状態にある。

　例えば、ADL自立の75歳女性。
- **A内科診療所**：高血圧と糖尿病の治療
- **B泌尿器科**：過活動膀胱の治療
- **C整形外科**：骨粗鬆症と膝関節痛の治療
   で通院している。
- **D急性期病院**：突然の喋りにくさと半身麻痺で搬送され、脳梗塞の診断で約2週間入院加療。
- **E回復期リハビリテーション病院**：急性期の治療が終わり、自宅へ帰ることを目的に転院。1カ月間のリハビリテーションを経て、自宅退院。しかし、以前と比べてADLは低下し、自由に外出することは難しくなった。以前のようにA内科診療所、B泌尿器科、C整形外科と3つの診療所を定期的に受診することは大変なため、できれば通院も1つの診療所にまとめたいと考えた。
   退院のときにA内科診療所への紹介状を作ってもらい、A内科診療所に今後は継続通院し、場合によっては在宅医療への移行を考えている。

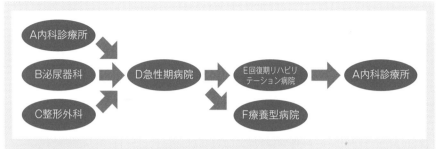

A内科診療所：降圧薬2剤、糖尿病治療薬2剤
・オルメサルタン（オルメテック®）10mg 1錠 朝
・アムロジピン（アムロジン®）5mg 1錠 朝
・リナグリプチン（トラゼンタ®）5mg 1錠 朝
・メトホルミン（メトグルコ®）500mg 3錠3×

B泌尿器科：過活動膀胱に対し2剤
・ソリフェナジン（ベシケア®）5mg 1錠 夕
・ミラベグロン（ベタニス®）50mg 1錠 夕

C整形外科：骨粗鬆症治療に対し2剤
・エルデカルシトール（エディロール®）0.75μg 1CP 朝
・アレンドロン酸（ボナロン®）35mg 毎週日曜日 起床後

D急性期病院：脳梗塞の治療に対し2剤
・アスピリン（バイアスピリン®）100mg 1錠 朝
・ランソプラゾール（タケプロン®）15mg 1錠 朝

入院前の場所と退院後の行き先の調査結果を示す（**図1**）。

　これは高齢者に限らず、全年齢におけるものである。介護老人保健施設や介護老人福祉施設、社会福祉施設から入院になった場合に、6割程度は元の施設に戻るが、それ以外は退院後自宅や他の病院・診療所・施設へとなっている。そのときに、施設間の情報提供や連携連絡が上手く取れていないと、処方意図や理由が曖昧になってしまう。

図1　入院前の場所・退院後の行き先別にみた推計退院患者数の構成割合

（平成29（2017）年患者調査の概況　退院前の場所・退院後の行き先（厚生労働省）https://www. mhlw.go.jp/toukei/saikin/hw/kanja/17/dl/04.pdfより転載）

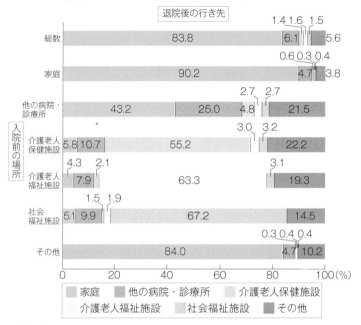

注：1）平成29年9月1日～30日に退院した者を対象とした。
　　2）「家庭」には、病院・一般診療所への通院、在宅医療も含む。
　　3）入院前の場所における「その他」とは、入院前の場所が特定できない者で、
　　　　当該医療機関内で出生した新生児・不明等も含む。
　　4）退院後の行き先における「その他」とは、退院後の行き先が特定できない
　　　　者で、死亡・不明等も含む。

薬はどの施設で調整すべきか？

A 内科診療所

　内科診療所といえども、内科全般を幅広く診察するオールラウンダーの医師ばかりとは限らない。内科のなかでも専門領域に集中していたり、外科やマイナー科出身の医師かもしれない。その場合、診療専門外であると、ただ処方が継続されてしまい、漫然投与に陥りやすい。しかしながら、患者さんの状態は変化するので、変化に合わせた対応が求められる。

D 急性期病院

　急性期治療がメインで行われているなかで薬の調整まで行うのは難しいし、2週間程度の入院で転院か自宅退院となる。もちろん、併用禁忌や腎機能に合わない用量で処方されていれば調整を行うし、減薬の提案も可能である。ただ、減薬した場合に減薬後の症状変化のモニタリングができないことなどから、なかなか減薬に踏み切れないのが正直なところではないだろうか。

E 回復期リハビリテーション病院

　回復期であれば月単位での入院となるし、患者さんの状態もある程度落ち着いていることから、減薬を検討することは十分可能である。家に帰ることを前提に、服薬管理可能か、家族や公的サポートをどの程度受けることができるのかがはっきりしてくる。「服薬管理は難しそうだから、家族が必ずいる朝に内服をまとめよう」「デイサービスを利用するから昼食後なら必ず薬を飲むことを確認してくれる」など、患者さんの状態にあわせた処方の仕方を考えることができる。処方を1回にまとめる、薬を一包化するといった当たり前のことであるが、この当たり前のことに目を向ける機会は意識しなければ通りすぎてしまう。

ではどこで？

　調整しやすい場面はあるが、絶対にここでなければならないということもない。どの施設においても、重複投与になっていないか、年齢・ADLなどを考慮して不適切な薬はないか、減薬・中止を常に意識することが大切である。

|これがコツ！|　「誰が」「どこで」減らすではなく、「みんなが」「いつも」減薬・中止を常に意識しよう。

ポリファーマシーに関する診療報酬：令和2年（2020年）度からの変更点

＊注：医療診療報酬改定は2年ごと（介護診療報酬改定は3年ごと）に行われる。本項目の内容は令和2年（2020年）度のものである。

　ポリファーマシーの取り組みに対しては、平成28年（2016年）度に「薬剤総合評価調整管理料」として、外来などで6種類以上の内服薬の処方を2種類以上減らした場合に算定できるように新設された。

　令和2年（2020年）度には入院と外来が分けられ、内容も少し細かくなっている。入院に関しては、診療報酬点数表のA250 薬剤総合評価調整加算（退院時1回）という名目で記載されている。厚生労働省の資料がわかりやすい（**リンク1**）。

リンク1
令和2年度診療報酬改定の概要（厚生労働省）

入院に関して

　改定前は、入院前に6種類以上の内服薬が処方されていた場合に、処方内容を総合的に評価調整し、退院時に2種類以上減少した場合に、250点となっていた（精神病床では別）。

　一方で、改定後は、250点が100点と150点に分かれて、別々に加算が取れるようになった。では、その算定要件は何だろうか。

特に慎重な投与を要する薬剤等の確認

特に慎重な投与を要する薬剤は、「高齢者の安全な薬物療法ガイドライン2015」に記載されており、多くの薬が含まれる。まずは現段階で内服している薬に関して、薬剤の総合的な評価のため、多職種でカンファレンスを行い、変更や中止する場合は患者さんに対して説明を行う。これで100点となる。

多職種によるカンファレンス・薬剤の総合的な評価

退院する際に内服薬を2種類以上減少した場合、150点の追加となる。これまでは2種類減らなければいくら介入しても診療報酬上の評価はなかったが、今回の改定によって、薬剤の総合的な評価・多職種カンファレンスという点にも評価が与えられるようになった。

薬の種類の数え方についての注意点

・錠剤をカプセル、散剤、シロップなどの剤形だけの変更は1種類とカウントしない。
・2種類の薬を合剤1つに変更した場合は、1種類減薬とカウントする。
・入院前に内服を開始して、4週間以上経過した内服薬が6種類以上ある場合に算定の対象となる。
・入院時に服薬開始4週間経っていないものは1種類とカウントしない。
とされている。

具体的な「持参薬評価テンプレートの記載例」を日本老年薬学会が示しているので、参考にしてポリファーマシー介入の一助にしていただきたい（**リンク2**）。

リンク2
持参薬評価テンプレートの記載例（日本老年薬学会）

退院時薬剤情報連携加算60点

令和2年度に新設された加算である。「入院前の処方薬の内容に変更、中止等の見直しがあった場合について、退院時に見直しの理由や見直し後の患者の状態等を記載した文書を薬局に対して情報提供を行った場合の評価

を新設する」とされている。

　一言で入院といっても、検査入院なのか急性期疾患の治療のためなのか、理由によって入院期間は随分と変わってくるし、入院前と退院後で薬の内容も大きく変更される可能性がある。退院時には、かかりつけ医へ入院治療経過の情報提供を行うことが一般的である。その薬局版と考えてもらうといいかもしれない。

　薬の変更・中止、そして新規薬開始について、処方箋から経過を把握することは困難である。その点を解消するため、かかりつけ薬局に対し情報提供を行うことの重要性が問われるようになった。そして、その行為に対して加算が付くようになった。

外来に関して

薬剤総合評価調整管理料

　月1回に限り250点算定できる。具体的な算定要件としては、「入院中の患者以外の患者であって、6種類以上の内服薬が処方されていたものについて、当該処方の内容を総合的に評価及び調整し、当該患者に処方する内服薬が2種類以上減少した場合に」となっている。

連携加算

　50点の加算の算定要件としては、「処方の内容の調整に当たって、別の保険医療機関又は保険薬局に対して、照会または情報提供を行なった場合に」となっている。ただし、診療情報提供料は同一日に算定できない。

薬局の取り組みに対する評価

・服用薬剤調整支援料1　125点
　算定要件：6種類以上の内服薬を処方されていたものについて、保険薬剤師が文書を用いて提案し、当該患者に調剤する内服薬が2種類以上減少した場合に、月1回に限り所定点数を算定する。
・服用薬剤調整支援料2　100点（3月に1回まで）
　算定要件：複数の保険医療機関より6種類以上の内服薬が処方されてい

た患者について、患者の要求に応じて、①当該患者の服用中の薬剤について一元的把握を行うとともに、②重複投与等の解消にかかる提案を検討し、当該提案や服用薬剤の一覧を含む報告書を作成し、処方した医師に送付した場合に算定する。

このように薬局による薬剤の把握や患者さんの訴えを処方している医療機関に報告することに対して評価する仕組みがある。

以上のように、ポリファーマシーへの取り組みを評価する仕組みが近年いくつか新設されている。今後も点数や要件の変更はあると思うが、変わらないものもある。すべての薬には、処方開始となった理由があり、そこには処方した医師が存在する。時が経つなかで、患者さんにさまざまな出来事が起こり、関わる医師が変わり、ポリファーマシーが形成されていくという点は多分変わらない。そこを紐解く作業は非常に労力と時間がかかる。

そうしないためには、医師一人一人の処方行動と、患者さんとの意図の共有が何よりも大切である。お薬手帳の活用やかかりつけ薬局・薬剤師、診療情報提供書など使えるものを使おうという心掛けが、この後のポリファーマシー問題の行方を左右している。

| これがコツ！ | ポリファーマシーへの取り組みが診療報酬としてより評価されるようになったことを知っておこう。 |

抗コリン薬が
重複していませんか？

夜間救急外来にて

（かなりつらそうな様子）
昼過ぎから尿が出なくなって……。
出したいんだけど出なくて、下腹部が痛くて、
前立腺肥大で薬を飲んでいます。昨日から風邪っぽくて、
市販の風邪薬を買って飲みました。

抗コリン薬は複数の臓器に作用する

　　上記の患者さんはエコーで膀胱内に液体貯留を認め、市販薬に含まれる**抗コリン作用による尿閉**であるとわかった。

　　抗コリン薬はパーキンソン病や過活動膀胱、胃腸障害などの治療薬として使われている。神経伝達物質アセチルコリンがアセチルコリン受容体（ムスカリン受容体）に結合するのを阻害することにより、薬効を発揮する。

　　アセチルコリン受容体は全身に分布しており、複数の臓器に作用する。心臓では心拍数を下げ、血管を拡張する。瞳孔の縮小、涙腺・唾液腺の分泌促進、消化管の蠕動運動亢進をもたらす。排尿関係では、膀胱平滑筋を収縮させ、排尿を促す作用がある。抗コリン薬はこのようなアセチルコリンの作用を阻害し、リラックスした状態を全身の臓器にもたらすイメージである。全身の臓器に作用してしまうため、標的臓器に対して意図した通りの作用をもたらしてくれる場合はよいが、**意図しない症状が副作用として現れる可能性もある。**

　　交感神経と副交感神経は全身に分布し、さまざまな作用を示す（図1）。抗コリン作用は主に副交感神経を遮断することで、交感神経優位の症状が出現すると考えると覚えやすい。

図1　交感神経と副交感神経の各臓器ごとのはたらき

交感神経	臓器	副交感神経
拡張	脳血管	収縮
散大	瞳孔	収縮
分泌低下	唾液腺	分泌増加
拡張	気管	収縮
増加	心拍数	低下
上昇	血圧	低下
活動低下	消化管	活動亢進
排尿抑制	膀胱	排尿促進

老年症候群と抗コリン薬の副作用を区別することは難しい

　　高齢者においては厄介なことに、老年症候群とよばれる症状と、抗コリン薬による副作用が似通っていて区別が難しい。そのため、抗コリン薬の副作用と気付かれないことも少なからずある。

　　抗コリン薬は高齢者の10〜27％にも処方されているという報告がある。何気なく使っている薬やいつも処方している薬のなかに抗コリン作用があるものもあり、薬が重複することにより抗コリン作用が増強されてしまう可能性もある。

　　抗コリン薬による主な副作用を示す（表1）。これら症状は常に頭に置いておき、「**もしかしたら薬のせいかも？**」と疑うようにしたい。また併せて、高齢者において注意したい主な薬剤を示す（表2）（→p.94）。

表1　抗コリン薬による主な副作用

中枢神経系	せん妄や意識障害
循環器系	動悸や頻脈口渇
消化器系	腸閉塞や便秘
泌尿器系	尿閉や排尿障害
そのほか	散瞳や眼圧上昇、口渇、唾液分泌低下など

表2　抗コリン薬一覧

中枢神経に作用	抗精神病薬、抗うつ薬、抗パーキンソン病薬
循環器系に作用	抗不整脈薬
消化器系に作用	制吐薬
泌尿器系に作用	過活動膀胱治療薬
そのほか	抗ヒスタミン薬

注意したい総合感冒薬

　　冒頭に示した症例では、何がどう作用して、尿閉に至ったのだろうか。症例の患者さんは前立腺肥大をもっているので、元々尿路は圧迫され細くなっていた。市販の風邪薬（＝総合感冒薬）を内服したことによって、成分

の一つである抗ヒスタミン薬が抗コリン作用を発揮してしまい、膀胱は弛緩し排尿することができなくなったのである（尿道内圧＞膀胱内圧）。

　総合感冒薬には注意を要する。市販されているOTCの総合感冒薬には各種の薬が配合され、商品名もさまざまである。パッケージには成分名が列記されているものの、患者さんがそれを見ただけで作用や効果を判断するのは難しいだろう。

　特に抗コリン薬を服用中の患者さんでは、総合感冒薬を服用する場合は成分を確認するように勧めておく。多くのOTC総合感冒薬に含まれ、注意すべきは、**抗ヒスタミン薬クロルフェニラミン**である。

注意したい処方薬

　処方された薬でも同様のことが起こりうる。

　例えば、風邪に対して処方される**PL顆粒**はサリチルアミド、アセトアミノフェン、無水カフェイン、プロメタジンエチレンジサリチル酸塩の4つの成分からなる（**表3**）。このうち、プロメタジンエチレンジサリチル酸塩は第一世代抗ヒスタミン薬であり、抗コリン作用を有する。配合成分を理解することなく、安易に処方してはならない。

表3　PL配合顆粒1g中の成分

サリチルアミド	270mg	NSAIDs の一種
アセトアミノフェン	150mg	商品名：カロナール® やアンヒバ® など
無水カフェイン	60mg	中枢神経に作用し、眠気・疲労感を取り除き、頭の重い感じを和らげる作用
プロメタジンエチレンジサリチル酸塩	13.5mg	・第一世代抗ヒスタミン薬 ・商品名：ピレチア®、ヒベルナ® ・プロメタジンエチレンジサリチル酸塩 13.5mg はピレチア®10mg に相当する

抗コリン薬を服用していないか常に確認を

　抗コリン作用は疑ってみなければわからない。抗コリン薬による症状であるにもかかわらず、それを緩和するためにさらに薬を追加してしまうことがないようにしたい。

|これがコツ！|　**主な抗コリン薬**（表2）**と副作用症状**（表1）**は必ず覚えておこう。**

「抗菌薬（抗生物質）ください」にどう対応するか？

こんな処方、していませんか？

最近、風邪っぽいんです。
鼻水が出て、少し喉が痛いです。
抗菌薬も出してください。

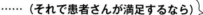

…… （それで患者さんが満足するなら）

　　よくある風邪症状の患者さんである。全身状態は問題なし。対症療法として、薬を処方する。内科診察室でよく見られる光景の1つである。

出すべきか出さざるべきか？

　　問題は抗菌薬である。医師の思いとしては、こんな感じだろうか。

> 「通常、風邪の原因はウイルスがほとんどで、抗菌薬は効果がない。風邪であれば通常は3〜4日で自然に良くなる。でも、こんな風に説明しても、患者さんを説得するのは難しいし、時間もかかるし。待っている患者さんもたくさんいる。処方してしまえば、時間も短縮できて、患者さんも満足する。処方する選択肢以外になくないか？」

　　それに対して、患者さんの考えはこんな感じだろう。

> 「風邪をひいたら、抗菌薬でしょ。だって、なんでもやっつけてくれるわけでしょ。今までも、抗菌薬を飲んだら3〜4日で治ったし。それをもらいにわざわざ受診したのよ。ほかの薬なら、薬局に総合感冒薬っていう、いい薬を売っているわ。でも、なんだか処方してくれないような感じ？　なら、処方してくれるほかの病院に行けばよかった」

　　さらに、医師が患者さんをうまく説得できず、抗菌薬を処方してしまったとき、処方箋を受け取った薬剤師はこんな風に考えるだろう。

> 「患者さんの症状は風邪っぽいけれど、抗菌薬が処方されている……。軽い肺炎があったのか？　それとも扁桃腺炎？　抗菌薬で治療すべき病気が疑われているのかな。患者さんは風邪をひいたから抗菌薬をもらったと言っているし、理由ははっきりわからないけれど、お薬の説明をしないと」

抗菌薬を処方する前に必ずワンステップを

　「風邪には抗菌薬」「自然軽快するだろうが、念のため抗菌薬を」という考え方が、臨床の現場ではいまだに根強くはびこっている。最近は抗菌薬の適正使用がいろいろなところで叫ばれるようになった。抗菌薬の濫用による薬剤耐性菌の増加が問題になっており、抗菌薬もほかの薬と同じように副作用があるからである。

　抗菌薬はその名前のとおり、菌に作用するため、そもそも風邪の原因となるウイルスには効果がない。抗菌薬を飲んで3〜4日でよくなったという経験の蓄積が、風邪には抗菌薬という錯覚を引き起こしているのだろう。

　患者さんにはこのように丁寧に説明する。

「本当に必要なときに抗菌薬が効かなくなってしまう可能性があります」

「抗菌薬も薬ですから、副作用はあります。効果的に使えば素晴らしい作用をもたらしてくれますが、必要のないときにはリスクがあるだけです」

「風邪の原因はほとんどがウイルスです。ウイルスには抗菌薬は効きません」

　それでも、抗菌薬を欲しがる患者さんももちろんいる。そのときは、一度処方するのも仕方がないと思う。絶対処方しないというのではなく、柔軟に対応する。**ただし、処方するのは「デメリットを患者さんに伝える」というステップを必ず踏んでから**である。

薬剤師に思うこと

　患者さんがもって来た処方箋を見て、「抗菌薬は本当に必要？」と悩まれることもあるかと思う。医師同士でも、ほかの医師の処方を見て「？」と思うことはある。そんなときはカルテを見て、そういうことかと納得したり、それでもよくわからないこともある。薬剤師（特に院外処方の場合）は、処方箋だけで判断し、患者さんへ説明することは難しいと思う。処方箋に一言でもつけ加えられるのなら、「本来、抗菌薬の必要性は乏しいと思いますが、患者さんの希望もあり処方しました」「抗菌薬処方希望強」などとすれば、医師の思いが少し伝わるかと思うこともあるけれど、現状はなかなか難しい。なんとか医師と薬剤師の間で、より見通しのいい関係性が作れたらと思う。

抗菌薬の不適切使用は世界的に大きな課題となっている

抗菌薬の不適切な使用により、薬剤耐性菌の増加とそれに伴う難治性の感染症が世界的に増加しており、国際社会で大きな問題となっている。何も対策を行わないと、2050年には全世界で年間1,000万人が薬剤耐性菌により死亡すると試算されている。新たな抗菌薬の開発は減少しており、今ある抗菌薬を適切に使用し、試算される状況を招かぬようにすることが重要である。そのためには、全世界的な取り組みが必要であり、2015年5月の世界保健総会で、薬剤耐性（AMR:Anti-microbial resistance）に関するグローバル・アクション・プランが採択された。日本では他の国と比較し、経口第3世代セファロスポリン系やフルオロキノロン系、マクロライド系の使用量が多いことがわかっている（表1）。

表1　わが国でよく使用される抗菌薬

経口第3世代セファロスポリン系	セフカペンピボキシル（フロモックス®）、セフジトレンピボキシル（メイアクト®）、セフジニル（セフゾン®）、セフポドキシムプロキセチル（バナン®）など
フルオロキノロン系	レボフロキサシン（クラビット）、シプロフロキサシン（シプロキサン®）など
マクロライド系	エリスロマイシン（エリスロシン®）、クラリスロマイシン（クラリス）、アジスロマイシン（ジスロマック®）

経口第3世代セファロスポリン系については、薬の吸収率（30％前後）が悪いことが問題点として挙げられる。吸収され利用される率をバイオアベイラビリティともいうが、実際に、メイアクト®15％前後、セフゾン®25％、フロモックス®35％程度である。臨床現場では、今でも処方されている場面を多く見かけるが、それは効果を期待する一面よりも、多くは処方している医師の安心感のためなのではないかと思ってしまう。

日本での取り組みとしては、厚生労働省から薬剤耐性（AMR）対策アクションプランや抗微生物薬適正使用の手引きなどが示されている（リンク1、2）。

リンク1
薬剤耐性（AMR）対策アクションプラン（2016-2020）

リンク2
抗微生物薬適正使用の手引き（第二版）

> **｜これがコツ！｜** 抗菌薬の必要性・デメリットをきちんと丁寧に説明！ 薬剤師とも協力を。

合剤にしてみますか？

こんな訴え、ありませんか？

とにかく薬の数が多いので、1剤でもいいから減らしたいです。

　上記のような訴えを解消させる1つの方法として、2～3種類の薬の成分を1つにまとめた合剤は有効である。すでに高血圧や糖尿病では幅広く使われている。使い方によっては、アドヒアランス向上による治療効果だけでなく、薬価が安くなることもあるので、患者さんのメリットも大きい。

　しかし、もちろんいい面ばかりではない。状態が改善したり悪化したりして薬の増減が必要となった場合、半分に割ったり2倍飲んだりできない。また、基本的に合剤の内容量は決まっているため（なかには、含有成分により2規格あるものもあるが）、1つの薬だけ減量/増量したりはできない。調整が難しく、また、小回りを効かせることも難しくなる。

　また、合剤にして2剤が1剤になったとしても、**薬物有害事象や副作用、禁忌事項などは2剤分のままであることは忘れてはならない**。

　合剤が1番多いのは降圧薬である。Ca拮抗薬＋ARB、ARB＋利尿薬、Ca拮抗薬＋ARB＋利尿薬の3成分が1錠になったもの（ミカトリオ®配合錠：アムロジピン5mg＋テルミサルタン80mg＋ヒドロクロロチアジド12.5mg）もある。降圧薬は脂質異常症治療薬との合剤もある（カデュエット®配合錠：アムロジピンとアトルバスタチンの合剤で各用量により1番～4番まで4種類）。糖尿病治療薬は、内服薬だけでなく、注射薬でも合剤が幅広く使用されている。循環器領域では抗血小板薬とPPI、脂質異常症治療薬ではスタチンとエゼチミブ、呼吸器領域では吸入薬で、など幅広い領域で合剤は存在する。そのため、ゆくゆくは合剤に移行することを意識して1剤目を処方することも、アドヒアランスを考えた際には有効である。

　生活習慣病では薬の数が多くなりがちなので、1剤でも減らせるならば利用価値はある。**上手く利用することで患者満足度を上げることができる**。

|これがコツ！| うまく使えれば、患者満足度は大。

もはや糖尿病を無視できない

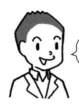

厳格に管理するあまり、低血糖になっていませんか？

糖尿病の患者さんの高齢化が確実に進んでいる

　日本人は近年の生活スタイルの欧米化により疾病構造が変化しており、超高齢化社会を背景に、高齢糖尿病患者さんが確実に増えている。平成26年の「国民健康・栄養調査」によると、糖尿病有病者（糖尿病が強く疑われる人）は、男性15.5％、女性9.8％、70歳以上では実に男性22.3％、女性17.0％である。このような状況を反映して、日本老年医学会・日本糖尿病学会の共同編集により「高齢者糖尿病診療ガイドライン2017」が刊行された。

　高齢者に起こりうる糖尿病治療に関する問題をざっと並べてみよう。超高齢での糖尿病発症や重症化、治療困難例など、問題は複雑である。

・高齢により多臓器障害が生じており、腎機能障害の治療薬が限られる。

・インスリン分泌能が低下するためインスリンの自己注射を要するが、視力の低下により手技獲得が困難なことが多い。しかも独居で、注射を頼める人がいないことも多い。

・長年治療が見直されず継続されることにより、HbA1cが若年者と同じように厳格にコントロールされ、低血糖のリスクにさらされている。

・食事や服薬管理ができず、アドヒアランスの低下を認める。

　このなかで、ポリファーマシーと関連のある事項としては、**厳格管理・治療見直しがなされないことによる低血糖や服薬アドヒアランスの問題**である。

高齢者への投薬で注意すべき点

　近年、新たな機序の糖尿病治療薬がいくつか登場し、より個人の状態（生活環境・ADL・認知症……）に合わせた治療選択が可能となった。ここで高齢者への投薬で注意すべき点をまとめてみようと思う。

　糖尿病治療薬は主に内服薬と注射薬に分けられ、内服薬はさらに7種類に分けられる（**図1**）。

図1　糖尿病治療薬
（日本糖尿病学会編・著　糖尿病治療ガイド2020-2021. 東京：文光堂；2020. より転載）

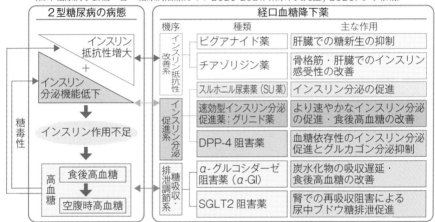

　注射薬はインスリン製剤とGLP-1受容体作動薬がある。これらの薬を組み合わせて治療を行うのだが、それぞれの薬にはもちろん、高齢者に使用する際のメリット・デメリット（**表1**）、また注意すべき点がある。

　近年、高齢糖尿病患者さんの治療は、厳格コントロールによる低血糖を避けるように目標設定がなされている（➡p.24）。「高齢者糖尿病の血糖コントロール目標」では、カテゴリーⅠ〜Ⅲの3段階に分かれている。日本老年医学会では、DASC-8（認知・生活機能質問票）（**リンク1**）を用いて、以下のようにカテゴリーの判定が可能としている（**表2**）。

　認知症の重症度は、MMSEが27点以下で軽度認知障害疑い、23点以下で認知症疑い〜軽度認知症、20点以下で中等度、10点以下で重度となる。

　高用量SU薬を漫然と投与し続けるなど、**以前のままの治療を継続して行い、患者さんを低血糖の危険にさらすようなことはあってはならない**ことである。

リンク1
認知・生活機能質問票（DASC-8）

表1　高齢者に使用する際のメリット・デメリット

種類	メリット	デメリット
ビグアナイド	・単独使用では低血糖のリスクが少ない	・肝障害、腎障害、心血管障害への使用は要注意 ・脱水やシックデイには使用を控える ・用量によって服薬回数が増える
チアゾリジン		・水、Na 貯留作用により心不全や浮腫の発症や増悪 ・骨折リスクの増加
SU 薬		・低血糖のリスク大
グリニド薬		・食直前内服の必要性がありアドヒアランス低下の可能性あり
DPP-4阻害薬	・単独使用では低血糖のリスクが少ない ・1日1回など服薬回数が少なくアドヒアランスが保たれる	
α-GI		・食直前内服の必要性がありアドヒアランス低下の可能性あり
SGLT2阻害薬		・フレイルや低体重の場合、エネルギーバランスが負に傾く ・脱水やシックデイに要注意

表2　DASC-8の得点と高齢者の血糖コントロール目標設定のためのカテゴリー分類
（日本老年医学会ホームページhttps://www.jpn-geriat-soc.or.jp/ より転載）

DASC-8 得点	10 点以下	11-16 点	17 点以上
カテゴリー	カテゴリーⅠ	カテゴリーⅡ	カテゴリーⅢ
認知機能と ADL	認知機能正常 ADL 自立	MCI～軽度認知症 手段的 ADL 低下	中等度以上の認知症 基本的 ADL 低下

高齢糖尿病患者さんは何を指標に治療を行うべきか

　　日本糖尿病学会「糖尿病治療ガイド」では、高齢者を認知機能・ADL・併存疾患によってカテゴリー分け（Ⅰ～Ⅲ）し、低血糖を引き起こす可能性のある薬剤（インスリン製剤・SU薬・グリニド薬など）を使用されているか否かで目標HbA1cが設定されている。注目すべきは、重症低血糖が危惧されるインスリンやスルホニル尿素（SU）薬を使用している場合では、目標HbA1c値に下限が設定されている点である。つまり、**厳格にやりすぎず、低血糖を避け、ある程度であれば高血糖も許容すべき**ということである。

> |これがコツ！|　厳格にやりすぎず、低血糖を避け、
> 　　　　　　　　　ある程度であれば高血糖も許容すべき！

「年だから仕方がない」って本当？ 薬剤による症状ではないかを確認する

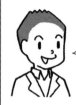

「年だから仕方がない」って本当？

老年症候群には生理的老化と病的老化がある

老年症候群とは、高齢になるにつれて現れる身体的・精神的諸症状を指し、**生理的老化**と**病的老化**の二つに分けられる。生理的老化は、耳が聞こえにくくなる・老眼になる・咄嗟のことに対する反応が遅くなる、などである。ここに病気や怪我が加わり、一気に老化が進んでしまうと病的老化となる、と大まかに捉えておくとよい。

2つをはっきりと区別することはできず、することにも意味はあまりない。というのも、この2つの状態が混在していることがほとんどだからである。

生理的老化か？　薬剤が原因なのか？

高齢者で非常に悩ましいのは、**薬により生理的老化と同じような症状が引き起こされる**、ということである。ある病気を治療するために処方した薬剤が原因となり、食欲が低下する、ふらつきが起こるなど、いろいろな症状が生じる。ここで大切なことは、処方したことが悪いのではなく、薬による症状が出たときの対応である。薬が原因かもしれないと薬剤性を疑えるか、処方を見直せるか、症状に対してさらに薬を処方して対応を曖昧

にしていないか、ということである。

　よくある老年症候群の症状と原因となりうる薬剤一覧（**表1**）を見てもらうと、よく処方される薬であっても、これだけさまざまな症状を引き起こしているのだとわかる。

　薬剤性か、生理的老化かを症状から見分けることは非常に難しい。しかし、確認する手順はある。

①最近新しく開始した薬があるか？ あれば用法用量は適切か？

　たとえどんな症状であれ、新たに出現した症状は、現在使用中の薬剤により引き起こされたのではないかとまず考えてみる必要がある。症状に対して薬を処方することで対応してしまうと、処方カスケードに陥り、状況をさらに複雑にしてしまう可能性がある。

表1　薬剤起因性老年症候群と主な原因薬剤
（厚生労働省．高齢者の医薬品適正使用の指針（総論編）https://www.mhlw.go.jp/file/04-Houdouhappyou-11125000-Iyakushokuhinkyoku-Anzentaisakuka/0000209385.pdfより転載）

症候	薬剤
ふらつき・転倒	降圧薬（特に中枢性降圧薬、α遮断薬、β遮断薬）、睡眠薬、抗不安薬、抗うつ薬、てんかん治療薬、抗精神病薬（フェノチアジン系）、パーキンソン病治療薬（抗コリン薬）、抗ヒスタミン薬（H₂受容体拮抗薬含む）、メマンチン
記憶障害	降圧薬（中枢性降圧薬、α遮断薬、β遮断薬）、睡眠薬・抗不安薬（ベンゾジアゼピン）、抗うつ薬（三環系）、てんかん治療薬、抗精神病薬（フェノチアジン系）、パーキンソン病治療薬、抗ヒスタミン薬（H₂受容体拮抗薬含む）
せん妄	パーキンソン病治療薬、睡眠薬、抗不安薬、抗うつ薬（三環系）、抗ヒスタミン薬（H₂受容体拮抗薬含む）、降圧薬（中枢性降圧薬、β遮断薬）、ジキタリス、抗不整脈薬（リドカイン、メキシレチン）、気管支拡張薬（テオフィリン、アミノフィリン）、副腎皮質ステロイド
抑うつ	中枢性降圧薬、β遮断薬、抗ヒスタミン薬（H₂受容体拮抗薬含む）、抗精神病薬、抗甲状腺薬、副腎皮質ステロイド
食欲低下	非ステロイド性抗炎症薬（NSAIDs）、アスピリン、緩下剤、抗不安薬、抗精神病薬、パーキンソン病治療薬（抗コリン薬）、選択的セロトニン再取り込み阻害薬（SSRI）、コリンエステラーゼ阻害薬、ビスホスホネート、ビグアナイド
便秘	睡眠薬・抗不安薬（ベンゾジアゼピン）、抗うつ薬（三環系）、過活動膀胱治療薬（ムスカリン受容体拮抗薬）、腸管鎮痙薬（アトロピン、ブチルスコポラミン）、抗ヒスタミン薬（H₂受容体拮抗薬含む）、αグルコシダーゼ阻害薬、抗精神病薬（フェノチアジン系）、パーキンソン病治療薬（抗コリン薬）
排尿障害・尿失禁	抗うつ薬（三環系）、過活動膀胱治療薬（ムスカリン受容体拮抗薬）、腸管鎮痙薬（アトロピン、ブチルスコポラミン）、抗ヒスタミン薬（H₂受容体拮抗薬含む）、睡眠薬・抗不安薬（ベンゾジアゼピン）、抗精神病薬（フェノチアジン系）、トリヘキシフェニジル、α遮断薬、利尿薬

単剤でみられる薬剤起因性老年症候群を記載したもの。

また、高齢者であれば、通常量の半量から始めるほうがいい。降圧薬では、過度の降圧に注意し、睡眠薬・抗不安薬では日中への効果持ち越しに注意したい。

②血中濃度が測定できるものはあるか？
　あれば一度測定する

テオフィリン製剤（テオドール®、テオフィリン）

　血中濃度の安全域が狭いため、血中濃度モニタリングは重要である。血中濃度上昇により、悪心・嘔吐の消化器症状や意識障害・興奮・せん妄など精神神経症状、頻脈・血圧低下など循環器症状、その他電解質異常など、さまざまな中毒症状を呈することがある。

　気管支喘息の治療として開始し、そのまま継続されていることが多い印象の薬である。血中濃度を測定するとまったく治療域にないこともある。他剤でコントロールされているなら、この薬の出番はあまりない。

ジギタリス製剤（ラニラピッド®、ジゴキシン）

　治療有効域（適切な治療効果を得るための血中濃度の範囲）が狭く、安全域が狭い。高齢者では、少量であっても容易に中毒域に達してしまう可能性がある。血中濃度上昇により、食欲不振・悪心・嘔吐の消化器症状やめまい・興奮・せん妄など精神神経症状、物が二重に見える・光がないのにチカチカするといった視覚症状などの中毒症状を呈することがある。このように副作用も多いため、第一選択として使われる場面は限りなく少ない。

　「きゅ〜しん、きゅうしん」のキャッチフレーズでお馴染み（若い世代は知らないかもしれないが……）の救心®は、動悸や息切れなどの症状に用いられ、ドラックストアでも購入できる。救心®にはさまざまな生薬が含まれるが、このなかのセンソ（蟾酥）という成分はジギタリスと類似した化学構造をもっている。ジギタリスを定期内服した状態で追加服薬すると、**ジギタリス中毒**が引き起こされる。一度聞いたら忘れない知識だと思うので、**ジギタリス≒救心®**と覚えておこう。

③そもそも症状がないのに、
　漫然処方がなされていないか？

　決して薬を使ってはいけないと言っているわけではない。使用する場合

は、必ず開始後しばらくしてから効果を確認し、効果がないのであれば漫然と処方しないことである。漫然処方されやすい薬の一覧を示す（表2）。

このように書くと「当たり前のことを」と思われるだろうが、実際にはこのような処方はたくさんあるのではないだろうか。かく言う私も、身に覚えがある。何らかの症状を訴える患者さんに対し、何も処方しないわけにはいかないという医療従事者側の問題と、薬を飲んでいることで効いているように感じているだけなのかもしれない患者さん側の問題が複雑に絡み合う。

注意すべきは、**定期処方に含めない**ことである。いったん生活習慣病治療薬などと一緒に定期処方に含んでしまうと、処方する際にいちいち処方するかどうか検討しなくなり、患者さんにも症状を確認しなくなってしまうだろう。

もし、そのような患者さんが何か急性期疾患を発症し、ほかの病院へ搬送され入院するとしよう。お薬手帳の情報から「いつも飲んでいる薬」の一つとして理解され、いよいよ定期処方薬へ格上げされてしまう。元々処方していた医師はそのようなつもりはなかったかもしれない。しかし、お薬手帳などに処方医の意図は記載されていないため、多剤の中の一つとなってしまいかねないのである。

表2 漫然処方されやすい薬の一覧

・抗ヒスタミン薬	・ベタヒスチンメシル（メリスロン®）
・抗アレルギー薬	・ジフェニドール（セファドール®）
・NSAIDs	・メコバラミン（メチコバール®）

| これがコツ！ | 生理的老化か、薬剤が原因なのかを見極めるには、薬を処方したら症状がなくなったことを確認し、漫然処方にならないようにすることである。

薬のやめ方、やめることを考えるとき：過活動膀胱治療薬から考える

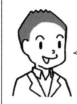

患者さんは本当に治療適応ですか？

そもそも治療適応なのか？

　　過活動膀胱は「尿意切迫感を必須とした症状症候群であり、通常は頻尿と夜間頻尿を伴い、切迫性尿失禁は必須ではない。また、その診断のためには局所的な病態を除外する必要がある」と定義されている（過活動膀胱診療ガイドライン）。「尿意切迫感を感じることが必須」とあるため、尿意を認識できない、伝えられない場合は治療適応とはならない。認知症が進行している場合や、要介護状態で身体機能が低下している場合には、施設入所などでずっとオムツで管理され、ほとんど自分でトイレに行くことはない。それにもかかわらず、過活動膀胱治療薬を漫然と処方されている状態をよく見かける。中止するタイミングがないのかもしれないが、尿に関する訴えがない（訴えられない）時点で、すでに治療適応ではないのである。

非薬物療法は試したか？

　　過活動膀胱については、非薬物療法の効果が薬物治療と同様かそれ以上に認められている。非薬物療法はなんと言っても副作用がないので、試さない理由はないだろう。非薬物療法を試すことができそうな患者さんには有用性を説明し、ぜひ導入してもらいたい。

症状の緩和がみられるようなら、過活動膀胱治療薬の中止や頓用への切り替えを検討できる。いきなり中止することはハードルが高ければ、お守りとして頓用を処方しておくことが大切である。薬がなくなったという心理的な側面から尿のことばかり考えてしまい、逆に何回もトイレに行くようになったり、寝付けなくなるなど、逆効果で症状も再燃といったことは避けたい。頓用への切り替えに同意してくれた患者さんの気持ちを汲み、しばらく見守ることが大切である。

副作用のほうが症状として感じられる

　過活動膀胱治療薬で副作用を懸念すべき薬剤は抗コリン薬である。抗コリン薬の副作用症状は多種多様であるが（→p.65）、副作用と思われる症状がみられた場合は、薬剤をやめるべきである。最もやってはならないことは、過活動膀胱治療薬は継続し、副作用症状に対して新たな薬を処方することである（処方カスケード）。新たな薬により、また新たな副作用が出現してしまう可能性がある。副作用として出現している症状を、副作用として捉えられるようにする必要がある。

|これがコツ！|　過活動膀胱治療薬はこうなったら中止
- 尿に対する訴えがない・訴えられるような状態ではないとき。
- 非薬物療法の効果が認められるとき。
- 薬剤の副作用が出ているとき。

「漢方薬には
副作用がない」は嘘

漢方薬出してください。副作用もなくて、安心ですよね。

　漢方薬について、学生時代にしっかりと学んだ人は少ないであろう。医療現場で漢方薬を使っている様子を見聞きし、自分も診療に取り入れてみて、良さそうであればさらに使ってみるという感じだろうか。

漢方薬の種類はどのくらいある？

　現在、保険適用内で処方できる漢方薬は148種類ある。ツムラの2018年度売り上げ上位10品目は、1位 大建中湯、2位 抑肝散、3位 六君子湯、4位 補中益気湯、5位 芍薬甘草湯、6位 麦門冬湯、7位 加味逍遙散、8位 五苓散、9位 牛車腎気丸、10位 柴苓湯、である。

　高齢者に有用性が示唆される漢方薬として、「高齢者の安全な薬物療法ガイドライン2015」では、大建中湯、抑肝散、補中益気湯、半夏厚朴湯、麻子仁丸が挙げられている。

高齢者に有用性が示唆される漢方薬

大建中湯（だいけんちゅうとう）

　消化管手術後の消化管運動不全や腹部膨満感に対してよく使われる。腸管血流増加作用、消化管運動促進作用、門脈血流増加作用などが報告されており、「お腹の血流を増やして温め、腸の働きを整える」といったイメー

ジである。下剤という概念があれば捨て、慢性便秘への腹部膨満感の解消を目的とした使い方が望ましい。慢性の下剤服薬が大建中湯で改善したという報告もある。

抑肝散（よくかんさん）

神経の高ぶりや興奮を抑え、心と体の状態を安定させる。また、筋肉のこわばりや緊張を緩める。認知症があり、その周辺症状（behavioral and Psychological Symptoms of Dementia：BPSD）が強く出ている場合（特に暴力・暴言、イライラ、興奮、幻覚、妄想など）に使われることが多い。

補中益気湯（ほちゅうえっきとう）

補中益気湯の「中」という文字を「体の内部」と捉えると、文字から効果のイメージが湧きやすい。体の内部を補い、気を益す（増やす）。栄養不良や体力低下、さらに胃腸の働きが弱っている患者さんに使われる。

半夏厚朴湯（はんげこうぼくとう）

喉のつかえや詰まった感じを取る、咳を鎮め、気持ちも落ち着かせてくれる作用がある。嚥下反射低下を改善したり、誤嚥性肺炎の発症を予防するといったデータがある。誤嚥性肺炎の既往があり、嚥下や咳反射が低下している場合に投与することで、それらの機能改善や誤嚥性肺炎再燃予防を期待する。

麻子仁丸（ましにんがん）

便秘に使用する漢方薬としては最も基本的なもので、高齢者にもよく使われる。便を軟化させ、腸蠕動運動を刺激し、自然に近い排便を促す。このため、兎の便のような、コロコロした硬い便にはよい適応である。

甘草が入っていない点も使いやすい。潤腸湯（じゅんちょうとう）も便秘に使われるが、甘草が入っているため、後述するように使用の際は注意が必要である。

漢方薬は「2種類まで」が目安

漢方薬は、生薬（自然界に存在する植物や動物、鉱物などの薬効）を2つ

以上合わせたものである。例えば、大建中湯には、山椒（さんしょう）・人参（にんじん）・乾姜（かんきょう）・膠飴（こうい）という4種類の生薬が配合されているが、製品名からはどんな生薬が含まれているかはわからない。

　問題となるのは、漢方薬を増やすと、その大元である生薬の種類も増えることである。生薬が重複すると、後述する予期しなかった副作用が起きることもある。長期に使用し続ければなおさらである。

　そのため、一度に使う漢方薬は2種類が基本と考えておこう。もしくは、「漢方薬1つの使用量を通常量の2/3として3種類」を1つの目安にすると良い。

漢方薬にも副作用はある！

　漢方薬（生薬）は自然のものだし、体には問題ないという認識は間違いである。ここで説明する「甘草（かんぞう）」と「麻黄（まおう）」以外にも、間質性肺炎や肝機能障害は多数の漢方薬の副作用として報告されている（**表1**）。

表1　漢方薬の副作用と使用時のアドバイス

生薬名	副作用を引き起こす主要成分	副作用の症状	ワンポイントアドバイス
甘草（かんぞう）	グリチルリチン	偽アルドステロン症、低カリウム血症、ミオパチー（筋力低下）	甘草は漢方薬のおよそ7割に配合されているため、漢方薬を2剤3剤と増やすときは甘草の総量を意識する。
麻黄（まおう）	エフェドリン	交感神経活性化作用による動悸・興奮・発汗など	ドーピングで陽性反応を示すことがありスポーツ選手などは使用に関して注意を要する。
附子（ぶし）	アコニチン	神経毒、中毒による手足の麻痺や痺れ、吐き気・嘔吐、不整脈・動悸、口唇・舌の痺れなど	附子は猛毒の植物であるトリカブトの球根を乾燥させたもの。
黄芩（おうごん）	バイカレンなど	間質性肺炎や肝機能障害を引き起こすことがあるため、呼吸困難・咳嗽の出現に注意を要する	定期的に肝機能などを血液検査でチェックする。
山梔子（さんしし）		長期間の使用によって腸管膜静脈硬化症を引き起こす	加味逍遙散、防風通聖散、黄連解毒湯など、比較的処方頻度の高いものに含まれているので、長期間の使用には注意が必要。

妊娠中の薬の使用に関して、胎児の影響を考えて西洋薬は敬遠され、漢方薬が使用されることがある。しかし、漢方薬はなんでもかんでも安心ということはない。なかでも麻黄はエフェドリンによる胎盤への血流低下の懸念があるため使用すべきではない。

　また、漢方薬はある程度の長期間使用して効果を判定するイメージがあるかもしれないが、1カ月以上使っても変化がない場合は、漫然投与せず、

変更や中止を検討すべきである。

甘草（かんぞう）による偽アルドステロン症

漢方薬の副作用として最も有名であり、医師国家試験や薬剤師国家試験にも出題される。甘草は漢方薬の約7割に含まれるため、気付かぬうちに重複しがちである。代表的なものとして、甘草湯（8.0g）、芍薬甘草湯（6.0g）、甘麦大棗湯（5.0g）、黄連湯（3.0g）、桔梗湯（3.0 g）、小青竜湯（3.0g）が挙げられる（1日用量における甘草含有量）。甘草の含有量が増えれば、副作用の出現率も上がるため、甘草含有量が多い漢方薬は頭に入れておく必要がある。

甘草が過剰となると、主成分であるグリチルリチン、11-βHSD（水酸化ステロイド脱水素酵素）を阻害し、コルチゾールからコルチゾンへの代謝が進まなくなり、コルチゾールが過剰となる。過剰になったコルチゾールがアルドステロン受容体に結合し、アルドステロン過剰状態となる。これにより、高血圧、低カリウム、浮腫、四肢脱力、低カリウム性ミオパチーなどが引き起こされる。

血液検査では、**血漿アルドステロン値は上昇せず、むしろ低下する**。症状としては、四肢脱力と高血圧が大部分を占める。漢方薬内服中の患者さんから、「手足がだるい・痺れる・こわばる・つっぱる・筋肉痛がある・つる・力が抜ける感じがある」、「血圧が上がった」と言う訴えがあった場合は、本症を疑い、原則、薬剤は中止する。

麻黄（まおう）によるエフェドリン作用

麻黄の主成分であるエフェドリンによって、交感神経刺激作用が惹起される。それにより、動悸や頻脈、血圧上昇、不眠といった症状が出る可能性がある。代表的なものとして、麻黄湯・葛根湯・小青竜湯・麻黄附子細辛湯がある。

余談になるが、ドーピング検査で陽性となる可能性もあるので、漢方薬だからといってアスリートに安易に処方すべきではない。

|これがコツ！| 漢方薬は「2種類まで」が目安。
特に甘草と麻黄の過剰投与には注意。

抗認知症薬をどう使うか

その薬、本当に必要ですか？

　超高齢社会となり、認知症の患者さんは増加傾向である。認知症の程度の幅は広く、原因疾患や病態も、アルツハイマー病、レビー小体病、脳血管疾患などさまざまであり、一言では括れない。

　認知症の症状は、

・中核症状（記憶や見当識障害や言語障害、失行・失認、理解・判断力低下）

・周辺症状（behavioral and psychological symptoms of dementia；BPSD）：中核症状に伴って環境要因や身体的・心理的要因によって生じる多彩な症状。興奮、不穏、幻覚、うつ状態、意欲低下、拒食など

からなり（図1）、それぞれへの対応が求められる。

図1　中核症状と周辺症状（BPSD）（https://job-medley.com/tips/detail/827/ より引用）

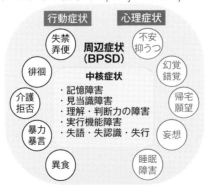

抗認知症薬＝認知症の進行を止める薬ではない

　一般的に抗認知症薬と聞くと、認知症の進行を止めて、場合によっては

改善させてくれるのでは、と患者さんや家族などの介護者の期待は大きい。しかし実際は、認知症の根本的な治療薬はない。アルツハイマー型認知症の認知機能を若干（半年でプラセボと比較して、MMSEで1.37点）改善するが、進行を抑制するものでもない。軽度認知機能障害の患者さんに使用することで、その後の認知症を予防する効果はないため、軽度認知機能障害の患者さんには適応となっていない。

　もちろん薬なので副作用がある。効果がないと思われる場合は早期に中止すべき薬であるが、簡単には中止できない。もし「抗認知症薬を中止しましょう」と言えば、家族の反応は「認知症の治療は諦めるのですか」「どんどん進行してしまったらどうすればいいですか」などであり、中止の同意を得るのはハードルが高い。患者さんと家族が同居している場合は尚更である。処方する前に患者さんや家族にメリットとデメリットをしっかり説明しておく必要がある。

認知症に対する薬物療法

　現在処方可能な抗認知症薬は**表1**の4種類である。

表1　現在処方可能な抗認知症薬

コリンエステラーゼ阻害薬	ドネペジル（アリセプト®）、ガランタミン（レミニール®）、リバスチグミン（イクセロン®、リバスタッチ®）
NMDA受容体阻害薬	メマンチン（メマリー®）

新薬　アデュカヌマブ

　2021年6月に米国FDAでアルツハイマー病の治療薬として迅速承認された。既存の薬とは作用が根本的に異なり、認知症の原因物質とされる脳内蛋白質アミロイドβを減少させる作用機序を有しているとされる（ここでは詳細は述べないが、承認までは紆余曲折あり、今後の動向に注目である）。

認知症治療薬の効果は？

　フランスでは、2016年にアルツハイマー型認知症治療薬（上述の4剤）が公的医療保険の適用から外れた。理由の1つは実際にアルツハイマー型認知症治療薬の投与を受けている患者さんが、臨床試験の対象となった年齢よりも高齢であり、臨床試験と実臨床がリンクしていないこと、もう一つは消化器症状や循環器症状といった副作用のリスクが大きいことである。

　わが国においては、認知症治療薬の総処方量の約47％が85歳以上の高

齢者に処方されている。また、85歳以上の高齢者の17％に認知症治療薬が処方されていた[1]。しかし、認知症治療薬の臨床試験は、多くが85歳以上の高齢者を除外して行っているため、その年齢での評価がまったくされていないという背景は知っておく必要がある。

抗認知症薬（コリンエステラーゼ阻害薬）の副作用

　投与しても大きな問題が起こらなければよいが、抗認知症薬は状態悪化の引き金にもなる。コリンエステラーゼ阻害によりアセチルコリンが増加し、脳内においては覚醒作用や活力を上げる作用をもたらすとされる。全身にも作用し、心臓に作用すると、徐脈・不整脈の原因になり、重症化すると失神を引き起こす。消化管に作用すると、食欲不振・嘔吐・吐き気・下痢などの原因になる。このような副作用は比較的多く発生し、看過できない頻度である。

　抗認知症薬から始まる処方カスケードも多く、高齢者のポリファーマシーの原因の１つである（図2）。**何となく使う類の薬ではなく、厳格に使用開始や継続を検討するべきであるし、中止するべき状況を開始時に考えておく必要がある。** 中止すべき状況としては、意思疎通困難なほどに認知症症状が進行した場合、薬の効果が認められない場合、薬物有害事象が出現した場合などである。

図2　**抗認知症薬から始まる処方カスケードの例**（➡：症状、→：追加処方）

ドネペジル➡食欲低下・胃痛→ファモチジンなどの H_2 受容体拮抗薬➡せん妄→リスペリドン➡過鎮静……

ドネペジル➡食欲低下・胃痛→メトクロプラミド➡安静時振戦・筋強剛などパーキンソン症状→（パーキンソン病発症として脳神経内科受診）

|これがコツ！|　抗認知症薬を開始すると、中止することは容易ではない。副作用も看過できないため、使用前に処方の必要性をよく検討する。本当に使用する必要があるか、どのような場合に中止するかを考える必要がある。

文献　1) 奥村泰之.高齢者への向精神薬処方に関する研究.高齢者医薬品適正使用検討会；2017.

ロキソニン®は
痛みに効く万能薬？

（外来にて）

患者さん① 「膝が痛いので、整形外科でロキソニン®をもらっています」

患者さん② 「頭痛がたまにあるので、痛いときはロキソニン®を飲んでいます」

患者さん③ 「昨日お腹が痛くて、我慢できずロキソニン®を飲みました」

　ロキソニン®＝痛み止めとして、医療従事者のみならず、一般的にも幅広く浸透している。NSAIDsに含まれ、市販薬でも同様の成分でいろいろな種類が販売されている。解熱鎮痛薬として適切に使われていれば問題はないが、副作用やほかの薬剤との相互作用も存在する。手軽に汎用しているからこそ、一度効果と副作用をまとめておきたい。

作用機序（図1）

　NSAIDsは、アラキドン酸からプロスタグランジン（PG）を合成する経路の酵素であるシクロオキシゲナーゼ（COX）の働きを阻害する。そうすることで、疼痛閾値を低下させ、炎症を増強するPGの産生を抑制することで鎮痛作用や抗炎症作用が発揮される。発熱時は、視床下部の体温調節中枢に働き、解熱作用をもたらしてくれる。

図1　ロキソニン®の作用機序

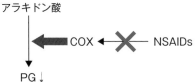

副作用発現の機序（表1）

COXには、COX-1とCOX-2がある。COX-1は多くの正常細胞に常に発現し、保護的に働いている。一方で、COX-2は主に炎症が起きているところに発現しているが、腎臓や脳では常に発現している。ロキソニン®は、正常細胞に発現し、保護的に働いているCOXも阻害してしまうことで、副作用が生じる。

表1 ロキソニン®の副作用

胃・腸管	・COX-1阻害により胃潰瘍・出血、腹痛、食欲不振、吐き気などが引き起こされる。出現の頻度は10%前後と高頻度。 ・選択的COX-2阻害薬（セレコキシブ）は、COX-1を阻害しないため、胃腸障害は少ないと言われている。
腎臓	・腎血流量低下による腎機能障害や水・ナトリウム貯留による高血圧が引き起こされる。それにより、降圧薬や利尿薬の効果減弱を認めることがある。 ・原因と思われる場合は、薬剤の中止・減量が原則となる。
心血管系	・心血管イベントの発生リスクを上昇させる。 ・短期間使用であっても起きうるが、出来る限り最小用量で最短期間の使用に留める。
血小板	・血小板の機能が障害され、出血傾向を認める。 ・血小板には主にCOX-1が発現しているので、選択的COX-2阻害薬の使用では、血小板機能障害も軽減する。
そのほか	・肝機能障害、妊娠後期は胎児の動脈管早期閉鎖を促すため禁忌、小児への使用は原則推奨されないなど、全身にわたる副作用の発現リスクがある。

ほかの薬剤との相互作用

ワルファリン：ワルファリンの作用増強の可能性がある。

降圧薬や利尿薬：前述のように、効果減弱作用がある。

ニューキノロン系抗菌薬：併用することで痙攣誘発の可能性がある。

そのほかも多くの薬との相互作用が報告されており、処方の際は一度内服薬を見返すことが重要である。しかし、併用禁忌ではないため、使用において、どういった問題が起こる可能性があるかを認識しておき、問題が生じた際の適切な対応が大切である。

胃腸系の痛みが現れたときは要注意

具体的な患者さんへの注意点。

①：服用は問題ないが、漫然投与とならないようにする。効果の評価を行い、副作用の発現に注意を払う。特に高齢者では、腎機能の増悪に意識を向ける。

②：頓用使用は問題ないが、使用頻度が増える場合には原因検索を再度行う。

③：ロキソニン®は胃腸系の副作用が約10％に生じる。特に痛みの原因が胃炎・胃潰瘍であった場合は、その症状を悪化させる可能性がある。痛みすべてに効く万能薬ではないため、そのような使用をしている場合は、今後の有事を避けるためにも、患者さんの教育を行う。

ロキソニン®市販薬について

処方薬のロキソニン®1錠は、ロキソプロフェン 60mgを含有している。その成分であるロキソプロフェンは市販薬として薬局などで売られている。市販される場合には、処方薬よりも含有成分が少ないこともあるが、以下の薬はロキソプロフェン60mgを含むもので、処方薬と変わらない。

ロキソニン®S：ロキソプロフェン60mg

ロキソニン®Sプラス：ロキソプロフェン60mg＋酸化マグネシウム33.3mg
この場合の酸化マグネシウムは、下剤としての作用の期待ではなく、酸を抑えて胃粘膜を保護する作用を期待してのものである。

ロキソニン®Sプレミアム：ロキソプロフェン60mg＋アリルイソプロピルアセチル尿素 60mg＋無水カフェイン 50mg＋メタケイ酸アルミン酸マグネシウム100mg
これは、アリルイソプロピルアセチル尿素は鎮静作用を、無水カフェインは鎮痛補助作用を、メタケイ酸アルミン酸マグネシウムは胃粘膜保護をそれぞれ期待してのものである。

バファリンEX：ロキソプロフェン60mg＋乾燥水酸化アルミニウムゲル 120mg
この場合の乾燥水酸化アルミニウムゲルは、胃粘膜保護作用を期待してのものである。

|これがコツ！| 手軽に使用しがちだが、副作用・相互作用はあることに留意し、患者さんと使用方法を確認するべきである。

その症状、
薬物有害事象かも!?

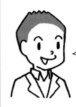

薬物有害事象（adverse drug events）とは？

薬物有害事象（adverse drug events）とは、広義の副作用のことである。薬物アレルギーなどのほかに、肝機能障害・低血糖・意識障害など投与薬剤による意図しない患者さんの反応がすべて含まれる。

薬物有害事象について、ある調査ではこのような結果となっている。

表1　高齢者における薬物有害事象とその頻度
（平成27年11月6日中医協資料．平成25年度厚生労働科学研究費補助金（長寿科学総合研究事業）「高齢者の薬物治療の安全性に関する研究」より引用）

高齢者の薬物有害事象の主な症状	薬物有害事象を呈した者の症状の内訳（%）
意識障害	9.6
低血糖	9.6
肝機能障害	9.6
電解質異常	7.7
ふらつき・転倒	5.8
低血圧	4.8
無動・不随意運動	3.8
便秘・下痢・腹痛	3.8
食欲低下・吐き気	3.8
徐脈	3.8
出血・INR延長	3.8

上位は、ある程度症状がはっきりしているものや、血液検査で客観的に診断可能なものが占めている。糖尿病薬で低血糖になったり、新規薬剤を

開始して、肝機能障害や、電解質異常の出現となったりすれば、原因と結果がある程度はっきりする。

　しかし一方で、症状が薬剤のせいなのかはっきりしないものもある。そういったはっきりしない症状に対して、いかに薬剤が原因かも？　と考えられるか、そういった視点で捉えられるかがポイントである。何も考えず対症療法してしまうと、処方カスケードの始まりになってしまう可能性がある。薬剤が原因かを疑わなければ、ただただ処方薬が増えるばかりである。

　薬を飲んでいる患者さんが新しい症状を訴えたら、まずはその原因は薬剤かもしれないと考える癖をつける。何回か意識してやっているうちに、必ず薬をチェックするようになるし、自然に多剤併用への意識が植付けられる。

疑わない限り解決できない

　薬剤により何らかの症状が出ているのであれば、薬を減らすことで症状は改善する。すると、薬も減り、症状も改善し、患者さんからはすごく感謝される。是非、その体験をしてもらいたい。

　NSAIDsで高血圧、Ca拮抗薬で浮腫、スタチンで筋肉痛、よくある薬物有害事象であるが、見つけにいかなければ見逃し続けてしまう。意識して外来で薬剤説明を行っていると、薬物有害事象に薬で対応している例が思った以上に見つかるかもしれない。

| これがコツ! | 見つけにいかなければ見つからない！
新しい薬を始めた際には要注意。

薬で認知症になる!?
薬剤性認知機能障害

患者さんの家族「最近、認知症の症状が進んだ気がして、日中もぼーっとしていることが多くなった気がします」

医師「(他院で処方されている薬に、セレネース®が追加されている……)このお薬は何故追加になったのでしょうか」

患者さんの家族「デイサービスに往診している先生から処方されたみたいです。デイサービスで暴れるような様子や乱暴な言葉を発することが多かったみたいで」

薬剤性認知機能障害

歳を取ると、忘れっぽくなる。それは生理的な老いによる認知機能障害なのか、それとも薬の作用によって出現しているものなのか、見分けることは非常に難しい。もともと認知機能障害がある場合では、症状の進行が認知機能障害の進行によるものなのか、薬が増悪させているのか(薬剤性)、見分けがつきにくくなる。**覚えておくべきことは、ある特殊な薬だけが薬剤性認知機能障害を引き起こすのではなく、よくありふれた薬でも引き起こされるということである。**

認知機能障害を引き起こしやすい薬

抗コリン薬 →p.64

抗コリン薬は長期間(3年以上)の使用により、短期間(3カ月未満)の使用と比べて、認知症を発症するリスクが高まるといわれている。2019年には、55歳以上の人に抗コリン薬を長期間使用した場合の認知症発症リスクが明らかにされた[1]。日本で使われている抗コリン薬の一覧を示す(**表1**)。

大きな分け方として、抗ヒスタミン薬の第一世代H_1受容体拮抗薬、三環系抗うつ薬、抗精神病薬、制吐薬・抗めまい薬、消化管鎮痙薬、過活動膀胱治療薬の抗ムスカリン薬などである。

抗不安薬、睡眠薬

　BZ（ベンゾジアゼピン）系薬は、薬剤の使用後に一過性の健忘やせん妄を生じることがあるとされる。入院中の不眠時指示をBZ系薬にしてしまうと、入院後はそもそも環境の変化でせん妄が起こりやすくなっているので、それを助長してしまう可能性がある （➡p.101）。一方で、非BZ薬なら問題ないというわけではない。せん妄を引き起こすリスクが高い場合（特に入院直後や、ベースに認知機能障害がある高齢者など）は、できる限り使用を控えるのがベターだ。

H_1、H_2受容体拮抗薬

　H_1受容体拮抗薬のみならず、H_2受容体拮抗薬でもせん妄などを引き起こすとされる。H_1受容体拮抗薬は第1世代〜第3世代があり、特に第1世代は抗コリン作用を有し、血液脳関門を通過しやすい性質をもつため、鎮静作用や認知機能低下を引き起こしやすい。

　そのほかに、オピオイドを含む鎮痛薬、ステロイド、ジギタリス、テオフィリン、麻酔薬などで薬剤性認知機能障害を引き起こすとされる。高齢者では、薬剤の代謝・排泄などが低下するため、通常用量での使用でも効果が強く出てしまう可能性があることを必ず頭に入れておかなければならない （➡p.74）。

薬剤性認知機能障害を引き起こす可能性のある薬

抗コリン薬	オピオイドを含む鎮痛薬
抗不安薬、睡眠薬	ステロイド
H_1, H_2受容体拮抗薬	喘息治療薬（テオフィリンなど）
抗パーキンソン病薬	麻酔薬
降圧薬、抗不整脈薬（ジギタリスなど）	

|これがコツ！|　**ありふれた薬で認知機能障害が**
　　　　　　　　引き起こされることに注意。

文献　1) Coupland CAC, et al. JAMA Intern Med 2019; 179: 1084-93. PMID: 31233095

表1 抗コリン薬一覧

分類		一般名（商品名）
抗不整脈薬		ジソピラミド（リスモダン®）
抗ヒスタミン薬		アザタジン
		ブロムフェニラミン
第一世代 H₁ 受容体拮抗薬		クロルフェニラミン（ポララミン®、クロダミン、アレルギン®、ネオレスタミンコーワ）
		クレマスチン（タベジール®）
		シプロヘプタジン（ペリアクチン）
		ジフェンヒドラミン（レスタミンコーワ、トラベルミン®）
		ヒドロキシジン（アタラックス®）
		アリメマジン（アリメジン®）
		プロメタジン（ピレチア®、ヒベルナ®）
抗うつ薬	三環系抗うつ薬	アミトリプチン（トリプタノール）
		クロミプラミン（アナフラニール®）
		ドスレピン（プロチアデン®）
		イミプラミン（トフラニール®）
		ロフェプラミン（アンプリット®）
		ノルトリプチリン（ノリトレン®）
		トリミプラミン（スルモンチール®）
	SSRI	パロキセチン（パキシル）
抗痙攣薬		カルバマゼピン（テグレトール®）
制吐薬・抗めまい薬		ジメンヒドリナート（ドラマミン®）
		プロクロルペラジン（ノバミン®）
抗パーキンソン病薬		トリヘキシフェニジル（アーテン®）
抗精神病薬		クロルプロマジン（コントミン®）
		クロザピン（クロザリル®）
		レボメプロマジン（レボトミン®、ヒルナミン®）
		オランザピン（オランザピン）
		ペルフェナジン（トリラホン®、ピーゼットシー®）
		クエチアピン（セロクエル®）
膀胱抗ムスカリン薬		フェソテロジン（トビエース®）
		フラボキサート（ブラダロン®）
		オキシブチニン（ポラキス®）
		プロピベリン（バップフォー®）
		ソリフェナシン（ベシケア®）
		トルテロジン（デトルシトール®）
骨格筋弛緩薬		チザニジン（テルネリン®）
消化管鎮痙薬		アトロピン
		ジサイクロミン（コランチル®）
		プロパンテリン（プロ・バンサイン®）
		ブチルスコポラミン（ブスコパン®）
抗ムスカリン気管支拡張薬		グリコピロニウム（ウルティブロ®）

高齢者では
薬が効きすぎることもある
通常の半量からの開始を
検討しよう

（外来で）

患者さん（80代女性）「最近血圧が高くなってきて、少し心配です。血圧
は上が150〜160くらいです。」

医師「少し高めですね、降圧薬（Ca拮抗薬）を始めましょう。」

降圧薬は通常の用量で開始された。

（次の外来で）

患者さん「血圧の薬を飲むと、ふらついちゃって、デイサービスで1回転
んじゃいました。周りに人がいてくれてよかったんですけど……あの
薬を飲むとどうも調子が悪いです。」

　高齢者では代謝が落ちるため、降圧薬を含め内服薬は通常用量の半量か
らの開始が勧められている。特に降圧薬は急激な血圧コントロールにより、
ふらつき・転倒や臓器障害を引き起こす可能性があることを頭に入れてお
く必要がある。

薬物の代謝分布を考える

　薬を摂取してから排泄されるまでの体内での薬物動態を示した
言葉として、「ADME（アドメ）」というものがある。ADMEとは、
A：Absorption（吸収）、D：Distribution（分布）、M：Metabolism
（代謝）、E：Excretion（排泄）の4段階の略称となっている。薬を飲んだ
ときのことをイメージしてみて欲しい。するとこれらの段階を経ているこ
とを比較的理解しやすいのではないだろうか。

この4段階が滞りなく進めばなんの問題もないのだが、どこかの機能が低下していると、思ったよりも効果が強く出たり、思わぬ副作用に悩まされたりと薬による影響が体にもたらされる。特に高齢者では、加齢による生理的な機能低下によって、より体に影響が出やすいことを、認識しておく必要がある。

もう少し詳しくADME

A：Absorption（吸収）

内服薬の多くは、消化管の腸管上皮細胞から吸収される。加齢による消化管機能低下により吸収も低下する可能性がある。また、薬剤性での吸収障害の可能性もあり、それはNSAIDsや抗精神病薬や鉄剤、ビタミン剤などで引き起こされる。

D：Distribution（分布）

薬物が体内に入った後、標的とする臓器に到達し、作用するかが重要である。吸収がいくら良くても、しっかりと標的に薬効成分が届かなければ薬としての意味をなさない。血液脳関門は脳を守る作用がある一方で、薬が届きにくくなるという側面がある。

M：Metabolism（代謝）

代謝は主に肝臓で行われる。薬物が代謝される過程でCYP450という酵素が大きな役割を果たし、約9割の薬物がその過程でCYP450を必要とする。そのCYP450が分布しているのが肝臓である。そのため肝血流低下や肝機能低下によって、薬物代謝能が低下する。

E：Excretion（排泄）

薬物を体外へ出す過程であり、主に腎臓が関与している。腎排泄型の薬剤では、いわゆる腎機能を意識して薬物の用量を調整する。一言に、腎機能といっても、eGFR（mL/分/1.73m^2）とCcr（mL/分）があり、血液検査データに自動的に算出されているeGFRは、高齢者では過大評価されることがあるので、解釈には注意が必要である。

バイオアベイラビリティ

　投与された薬物が、吸収・分布・代謝を経てどれだけ全身を循環する血中に行き渡り、作用するかをバイオアベイラビリティ（生物学的利用率）という。血中に行き渡るかの指標であるので、点滴で直接血中内に投与する場合は定義上100％ということになる。内服薬は吸収・分布・代謝を経るので、その過程で血中への移行に差が生まれる。

肝臓と腎臓がより大切

　ADMEの4段階を経て、薬が体内で利用されるうえで、特に重要な臓器は腎臓と肝臓である。腎臓は薬物の排泄に大きく関与する。腎排泄能はクレアチニンクリアランス（Ccr）もしくは、eGFRが指標としてよく用いられるが、多くの薬剤添付文書ではCcrが利用されている。

eGFR（mL/分/1.73m^2）とCcr（mL/分）

　どちらとも計算式で算出されるが、単位が異なり、少し違いがある。

・eGFR（mL/分/1.73m^2）＝

　194×（血清Cre）$^{-1.094}$×（年齢）$^{-0.287}$（女性×0.739）

・Ccr（mL/分）（Cockcroft-Gault式）＝

　{（140－年齢）×体重 kg} / {72×（血清Cre）}（女性×0.85）

　eGFRは大前提として、18歳以上の成人が対象である。また、体表面積が1.73m^{2}であったと仮定した場合の値である［体表面積 body surface area：BSA＝身長$^{0.725}$×体重$^{0.425}$×0.007184（DuBois式）。日本の方式もあるが基本的には世界標準のDuBois式を使うのが一般的］ことを理解しておく必要がある。**体表面積1.73m^{2}というのは、（150cm，78kg）、（160cm，70kg）、（170cm，63kg）、（180cm，57kg）に相当する。**こう考えると高齢者も含めて全員を体表面積1.73m^{2}と統一して測定することにやや違和感を感じる。以前は日本人の体表面積としては、1.49m^{2}という値が用いられていたようだが、世界標準に合わせて統一された。そのため、薬物投与について考えるときは、個別に体表面積を計算してから除する。

個別eGFR（mL/分）＝eGFR（mL/分/1.73m²）×個別BSA/1.73m²

　日本人における80歳以上の男性の平均身長160cm/平均体重59.9kgで、女性145.8cm/48.6kgとなり、体表面積は男性1.62m²、女性1.39m²となる。**血液検査から自動的に算出されるeGFRを鵜呑みにしてはいけない。**

　Ccrの式は、計算に影響する要素は、年齢・体重・血清Cre値（mg/dL）の3つである。年齢が上がると、Ccrは低下、体重増加でCreは上昇、血清Cre値低下でCcrは上昇となる。血清Cre値は筋肉量が減ると減少するため、高齢になると、血清Cre値が低くなる。血清Cre値が0.6mg/dL以下になる場合は、Ccrを過大評価する可能性があるため、要注意である（血清Cre値＜0.6mg/dLの場合は0.6として計算補正する方法もある）。また、肥満の患者さんでもCcrは過大評価されることになるため、理想体重を用いる工夫も必要となる。

　これらの計算をしてくれるサイトはいくつもあるが、**リンク1**では、今述べた数値（体表面積、理想体重も）が一気に計算されるので、非常に便利である。

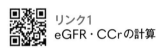
リンク1
eGFR・CCrの計算

それぞれの指標の使い分け（表1）

　実際にはどのように使い分けをしているのか、利点と欠点をまとめる（**表1**）。

　最後のeGFRcys（mL/分/1.73m²）については、近年使われるようになってきた検査方法である。血清シスタチンC値（mg/dL）を測定することで、求めることができる（eGFRなどは基本的に18歳以上が対象）。また、シスタチンC値はGFR 70mL/分程度でも上昇してくるため、GFR30mL/分程度で上昇するクレアチニン値に比べ、早期の腎機能障害の診断により力を発揮する。

表1 腎機能予測式の使い分け

	使用時	利点	欠点
eGFR (mL/分 /1.73m²)	CKDの重症度分類に使う。	血清Cre値さえオーダーすれば自動的に値が判明する。	血清Cre値と年齢から自動計算されるため、高齢者、特に筋肉量が少ない場合は過大評価してしまう。
個別eGFR (mL/分)	薬物投与について考える時に使う。	体表面積で補正するため、より実際を反映した値となる。	血清Cre値が小さいと過大評価してしまう。
Ccr (mL/分) (CG方式)	薬物投与について考えるときに使う。	薬物投与について考えるときに、広く一般的に使われている。eGFR（mL/分 /1.73m²）よりも正確。	肥満の患者さんでは過大評価してしまうため、肥満の場合は、理想体重を用いる必要性がある。
eGFRcys (mL/分 /1.73m²)	軽度腎機能低下が疑われる時に使う。	年齢・性別・筋肉量などの影響を受けない。そのため、小児・老人・妊産婦など幅広く活用できる。	保険適用の関係で、3カ月に1回しか測定できない。

肝臓での薬物代謝評価

　　薬物が代謝される過程でCYP450という酵素が大きな役割を果たし、約9割の薬物がその過程でCYP450を必要とする。そのCYP450が分布しているのが肝臓である。そのため肝血流低下や肝機能低下によって、薬物代謝能が低下する。しかし、肝臓の代謝能については、腎臓とは異なり、客観的・簡易的に評価する指標は確立していない。

高齢者への薬物投与で注意・意識するべき点

・投与量を減らす

・投与間隔を空ける

・肝臓や腎臓の機能が生理的に低下していると考える

　　処方開始する場合は、成人通常使用量の半量程度からの使用を検討する。

　　薬の本には、初回は20mgから開始、1日5〜10mgなどさまざまな記載があるが、処方時には用量を必ず確認するようにする。体が小さい高齢

者は、最小量の半量からでもいいかもしれない。ただし、あまりに慎重になりすぎて治療効果が期待できない量で漫然投与はまったく意味をなさないため、状態を把握し、効果が強すぎたり、副作用がないようであれば、増量を検討する。

まさに匙加減

　患者さんの状態をしっかりと評価したつもりでも、薬の効果がどう出るか（効きすぎる・効果がない）を事前に確実に当てることは難しい。江戸時代、医師は薬匙を使い、いろいろな薬を調合し、患者さんに合わせて治療薬を配合していた。いい医師は、患者さんごとに微妙に薬の容量を使い分け、治療を上手く行っていた。患者さんを同じように治療するのではなく、状態を把握して、薬を加減する。現代においては、年齢や肝・腎機能、薬の飲み合わせなどを考え、調整する必要がある。

|これがコツ！| 患者さんの状態に合わせた処方を心がけよう。

メジカルビュー社

◆ 新刊・好評書籍のご案内

スマートフォン
で書籍の内容
紹介や目次が
ご覧いただけ
ます。

ご注文，お問い合わせは最寄りの医書取扱店または直接弊社営業部まで。

〒162-0845 東京都新宿区市谷本村町2番30号　TEL.03(5228)2050　FAX.03(5228)2059
https://www.medicalview.co.jp　E-mail(営業部) eigyo@medicalview.co.jp

その患者さん，本当に血液疾患
ですか？ 専門医にコンサルトす
る前の鑑別に役立つ一冊！

血液内科医にアクセスする前に読む
"血液疾患もどき"鑑別症例帖

● 著者 脇本 直樹

定価 4,180円(税込)　ISBN978-4-7583-1816-7
A5判・256頁・4色刷(一部2色)・イラスト10点，写真80点

患者満足度を保ちつつ，薬を上
手に減らすための"コツ"を紹介

くすりが多すぎる！
ポリファーマシー解消に効く50のTips

● 著者 池田 迅
● 薬剤監修 澤村 典子　鈴木 悠斗

定価 3,300円(税込)　ISBN978-4-7583-2234-8
A5判・168頁・2色刷

専門医の視点がわかる！ 膠原病
診療に必要な知識・着眼点・考え
方のコツをコンパクトに解説

レジデント・ジェネラリストのための
リウマチ・膠原病診療
痛み・検査・症状から解く
診断へのアプローチと
押さえておきたい治療戦略

● 著者 猪飼 浩樹　滝澤 直歩

定価 5,720円(税込)　ISBN978-4-7583-2231-7
A5判・508頁・2色刷(一部カラー)・イラスト50点，写真60点

診断に至るまでの思考プロセス
に着目し，読み進めるうちに臨床
力が身に付く一冊！

発熱の診かた・考えかた・向き合いかた
診療の心構えから鑑別のアプローチ，
診断エラーにつながるピットフォールまで

● 著者 青木 洋介

定価 3,850円(税込)　ISBN978-4-7583-2232-4
A5判・264頁・2色刷

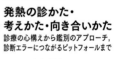

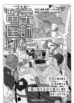

「世界に飛び出す未来の自分が
見える！ワクワクする！」今まで
なかった留学本

留学医師LIVE
世界に飛び出す未来が見える
「働く国を自分で選ぶ」時代の
ロールモデル

● 編集 北原 大翔
● 企画協力 中山 祐次郎

定価 2,970円(税込)　ISBN978-4-7583-1785-6
B5判・192頁・オールカラー

世界標準の診療指針や基準，実
情も踏まえた中毒診療の考え方
を16の実践ルールとして紹介！

急性中毒診療実践ルール16
当直・ER・ICUで役立つ
ハーバード式クリニカルパール

● 著者 千葉 拓世

定価 4,180円(税込)　ISBN978-4-7583-2230-0
A5変型判・208頁・2色刷(一部カラー)・イラスト20点，写真20点

救急医と専門科医のダブル解説。当直時のキケンな疾患を把握し,的確な初療を身に付けよう

ひと晩待てない
外科系当直疾患

● 編集 調 憲
　　　　大嶋 清宏

定価 4,620円(税込)　ISBN978-4-7583-1783-2
A5判・360頁・2色刷(一部カラー)・イラスト14点,写真160点

その処置,もっとはやく,要領よく,きれいに仕上げてみませんか? すべての医師に贈る待望の改訂第2版!

外傷処置・小手技の技&Tips
はやく,要領よく,
きれいに仕上げる極意
改訂第2版

● 編著 岡崎 睦

定価 7,700円(税込)　ISBN978-4-7583-1879-2
A4変型判・168頁・オールカラー・イラスト600点

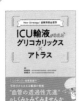

改訂スターリングの法則に欠かせないグリコカリックスから考える輸液の根拠

New Strategy! 超微形態生理学
ICU輸液がみえる
グリコカリックス×アトラス

● 編集 岡田 英志
　　　　富田 弘之

定価 5,280円(税込)　ISBN978-4-7583-1781-8
B5変型判・268頁・オールカラー・イラスト80点,写真210点

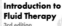

「読みやすさ」「理解しやすさ」にさらにこだわった充実の第3版!

シチュエーションで学ぶ
輸液レッスン
第3版

● 著者 小松 康宏
　　　　西﨑 祐史
　　　　津川 友介

定価 3,740円(税込)　ISBN978-4-7583-1782-5
A5判・316頁・2色刷

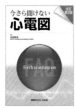

今さら聞けない心電図の疑問をエキスパートが解決!
機器や所見解釈をアップデートした充実の改訂第2版!

今さら聞けない心電図
改訂第2版

● 編集 池田 隆徳

定価 5,280円(税込)　ISBN978-4-7583-1978-2
A5判・312頁・2色刷・イラスト80点,写真300点

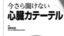

機器の進歩,ガイドラインの内容など最新の知識を反映した充実の第3版!

今さら聞けない
心臓カテーテル
第3版

● 編集 濱嵜 裕司

定価 6,600円(税込)　ISBN978-4-7583-1976-8
A5判・464頁・オールカラー・イラスト250点,写真450点

「今こそ見直したい」「ここから始めたい」抗菌薬適正使用のための解説書,決定版!

ちょっと待った!
その抗菌薬はいりません

● 編集 青木 洋介

定価 4,180円(税込)　ISBN978-4-7583-1804-4
A5判・320頁・2色刷(一部カラー)

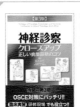

苦手意識からさよならできる!診察の流れをコマ送りで丁寧に示したイラストでOSCE対策も万全!

神経診察クローズアップ
正しい病巣診断のコツ
第3版

● 編集 鈴木 則宏

定価 7,700円(税込)　ISBN978-4-7583-1812-9
B5判・336頁・オールカラー・イラスト430点

「セット指示」がもたらす弊害

（当直中、看護師から連絡）

看護師「今日入院した83歳の尿路感染症の患者さんですが、寝る時間に
なっても落ち着かない様子だったので、不眠時指示を使いました。薬
は飲んでくれそうになかったので、点滴で、アタラックス®-P（ヒドロ
キシジン）25mg＋生食50mLを15分で落としました。そうしたら、
さらに暴れて暴言を言うようになり、点滴を自己抜去してしまいま
した」

　重要なキーワードは、「今日入院した」「83歳（高齢）」「尿路感染症」「不
眠時指示」「アタラックス®-P」である。これらから推察できるのは、不穏・
せん妄リスクの高い患者さんに対して状態を判断せず「セット指示」が施行
され、せん妄悪化を惹起したということである。

　セットとは「一式、一組、組み合わせて一揃いにすること」と辞書にある。
ハンバーガーショップでセットを頼めば、ハンバーガーとポテトと飲み物
がついてくる。ランチで洋食屋さんに入ってセットを頼めば、生姜焼きと
スープとコーヒーがついてくる。そう、セットはとりあえずこれというと
きに楽なのだ。大きな外しはない。それと同じことが医療の世界でもたく
さんある。確かに楽だが、本当にそれでいいのだろうか。

入院患者さんの指示は「セット指示」

よくあるセット指示

不眠時：デパス® 0.5mg 1錠、レンドルミン® 0.25mg 1錠

不穏時：リスパダール®内服。内服できないときアタラックス®-P
　　　　25mg＋生食 50mLを15分で点滴。

入院による不眠は、環境変化による急性の不眠である可能性が高い。しかし、不眠の原因が痛みや痒みなどであることもあるので、必ず理由を聴取する。明らかな原因があれば、まずそれらの症状改善を図る。

　明らかな原因がない場合は、環境変化による急性不眠で入眠困難が引き起こされている可能性が高い。その場合は、睡眠薬の使用を検討するが、できる限りベンゾジアゼピン系薬は避ける。なぜなら、不眠だけでなく、せん妄を引き起こす可能性があるためだ。非ベンゾジアゼピン系薬では、リスクがまったくないわけではないが、使うのであれば、いわゆるZ-drug [ゾルピデム（マイスリー®）、ゾピクロン（アモバン®）、エスゾピクロン（ルネスタ®）] を検討する。

漫然投与に移行しない

　入院中に開始した睡眠薬が退院時処方となり、次の医療機関に引き継がれてしまうことがある。入院中に発生した不眠は急性不眠である可能性が高く、環境の変化で改善する可能性もある。自宅への退院であればまだいいが、リハビリテーション病院への転院や施設への転院となると判断が悩ましい。その場合は、次の医療機関への診療情報提供書に、「不眠により薬を開始した」旨を記載し、情報を次に引き継いでおく。それがないと、一体なぜ、どこで、どうやって始まった薬なのかわからなくなる。定期薬に入れられ、ポリファーマシーとなる原因を作り出してしまうことになる。

不穏についても、原因を一度は探る

　不穏の原因としては、痛みや痒み、息苦しさなど身体的な苦痛や大きな不安が挙げられる。取り除くことができる原因は取り除く努力をする。原因がはっきりしない場合や、原因を取り除いても改善しない場合は、薬物投与が検討される。

　不穏への対応でまず大事なことは、対応する患者さんが内服できるかできないかである。それによって、治療は経口薬か点滴かの選択になる。

内服できる場合（興奮状態のとき）

> リスペリドン（リスパダール®）内用液0.5mL/P　1時間空けて追加使用可

　液体のため、拒否感の強い患者さんにも比較的使用できる。水に混ぜて飲ませることができる。比較的薬の効きが速い。

> クエチアピン（セロクエル®）25mg　1錠内服　1時間空けて追加使用可

　糖尿病がある場合は高血糖の誘発からケトアシドーシスとなることがあり、禁忌となる。効果がない場合は増量可能である。

内服できる場合（多弁・少し落ち着かない状態のとき）

> トラゾドン（レスリン®・デジレル®）25mg 1錠

　抗うつ薬であるが、抗ヒスタミン作用やセロトニン再取り込み抑制作用により鎮静作用がある。10％程度で脱力を引き起こす可能性があるため、注意する。

> ミアンセリン（テトラミ®）10mg 1錠

　四環系抗うつ薬であるが、強い抗ヒスタミン作用やセロトニン再取り込み抑制作用により鎮静作用がある。抗コリン作用が少ないため、高齢者には比較的安全に使用できる。ベンゾジアゼピン系薬でせん妄や意識障害が誘発されている場合は、こちらに置き換えることもある。

内服不可・注射で対応する場合

> ハロペリドール（セレネース®）0.5A(2.5mg)＋生食50mL 30分で点滴
> 効果ない場合　1時間空けて1A＋生食50mL 30分で点滴

　高齢者では効き過ぎることがあるため、半量0.5Aで開始する。ただ、まったく効かないこともあるので、その場合は増量する。
　即効性を求める場合は、ハロペリドール（セレネース®）0.5A（2.5mg）＋生食20mLを静注する。もしくは、筋注でも使用可能。そのため、使い勝手がいい。

よくあるセット処方
疼痛時：ロキソプロフェン（ロキソニン®）＋レバミピド（ムコスタ®）
　　　　（ロキレバ（ロキムコ）と呼ばれる）

　NSAIDsにはとりあえず、ムコスタを処方しておけばいいのだろうか？
ロキレバ・ロキムコともよばれるこの同時処方は、よく見る・よくある処
方の一例である。NSAIDs単剤で処方するのは気が引けるから、胃の粘膜
を守ってもらいましょうという建前処方であるが、「本当に守ってくれてい
るのだろうか？」と思っている人も多いと思う。これに関しては、まったく
守ってくれないわけではないが、ロキムコにしておけばいいというもので
もない。最も考えるべきは、患者さんにリスクがあるのかどうかと、長期
の使用になるのかどうかである。

　いくつかのガイドラインにおいて、NSAIDs潰瘍の発生予防にはPPI、高
用量ファモチジン、PG製剤（サイトテック®）の使用が望ましいとされ、下記
高リスクと中リスクでは使用が推奨されている。また、COX-2選択的阻害
薬（セレコキシブ®）とPPIの組み合わせが最も潰瘍発生率が低いとされる。
高リスク：消化管出血を伴った潰瘍歴（特に最近）
中リスク：高齢者（65歳以上）、高用量NSAIDs、潰瘍既往歴、低用量ア
　　　　　スピリンを含む抗血小板薬や抗凝固薬、ステロイド、ビスホス
　　　　　ホネート、_H_.ピロリ陽性
上記以外は低リスクとなる。

　痛み止めといえばロキソプロフェンで、ロキソプロフェンを処方するときは
ロキレバ（ロキムコ）と習慣的に考えるのではなく、既往歴や薬剤歴を聞き、薬
の併用を検討すべきである。それとあわせて、ロキソプロフェンを必ずしも使
わなければいけない症状なのか、COX-2選択的阻害薬ではダメなのか、など
を考えるようにする。

　高齢者であればまずはアセトアミノフェンを第一選択とする。NSAIDs
にする場合もセレコキシブ（セレコックス®）を選択する。ロキソプロフェ
ンの場合はPPIを併用する、といった工夫が必要と考える。

Do処方を考え直す

　外来などで前回の処方をそのまま継続することをDo処方という。血液検査はたまに行われているが、薬の内容が吟味されずそのままDoや、何かほかに病気に罹患したり、他疾患で他院に受診したというエピソードがありつつもそのままDoなどがある。

　Do処方が悪いわけではないが、必ず毎回、処方内容と今の患者さんの状況を吟味する時間を作るべきである。腎機能が徐々に悪化していたり、電解質に狂いが生じていたり、肝機能障害があったり……。患者さんの状態はその都度変化しているので、調整が必要だ。

　例えば痛みがあって痛み止めを出していたら、症状を評価する。不眠の訴えがあった場合は、睡眠の状態を聞く。痛み止めやアレルギーの薬、便秘の薬など、症状が一時的に悪化したために始めたものに関しては必ずフォローする。継続ならばどのくらい続けるか、もし可能なら患者さんと一緒にどうしたら止めるかなど決めておくのが望ましい。

高齢者ではよりDo処方に注意する

　高齢者はそのほかの年齢層と比較し、入院する可能性が高い（**リンク1**）。近年は低下傾向にあるが、2014年のデータでは、高齢者では人口10万人あたりの入院が2,840人となっており、もちろん複数回入院する人や、検査入院などもあり延べ人数ではあるが、約3％である。

　高齢者では、少しの体調不良から始まり、あれよあれよと一気に全身状態不良になってしまうこともあるため、日常の診察では患者さんの変化によく気を付けなくてはならない。食欲が低下したり、体調不良の時は、中止すべき糖尿病薬は中止することや、薬だけを無理して飲まないようにすることなど、指導も継続的に行う必要がある。高齢者へのDo処方にはより注意が必要となる。

リンク1
年齢階級別にみた受療率の推移

| **これがコツ！** | 患者さんの状態はその都度変化する。
処方が適切であるか、必ず確認していく。 |

吸入薬・注射薬
～高齢者とデバイス～

　薬は多くが錠剤、カプセルや粉薬など飲むものが多いが、坐薬や貼付薬、吸入薬や注射薬もある。処方はされても、特に吸入薬や注射薬が上手く使えるかは、治療が上手くいくかにおいて重要な要素である。

　患者さんが適切に使うことができるかを判断してから処方し、処方後も定期的に指導し、フォローすることを忘れてはいけない。

吸入薬

　COPDや喘息では、治療の重要な部分を吸入薬が占める。吸入薬には種類があるので、患者さんの状態に合わせて選択する。

　処方をしてもうまく使えなければ治療効果は得られないし、それは処方していないことと一緒である。高齢になると指にうまく力が入らなかったり、タイミングよく吸い込めなかったりと、さまざまな理由でうまく吸入を行えない可能性がある。その場合、吸入補助器具を組み合わせる必要がある。

注射薬（糖尿病治療薬）

　糖尿病治療薬として代表的なインスリン製剤だけでなく、GLP-1受容体作動薬も最近は種類が増えた。治療エビデンスもあるため、かなり幅広く使われるようになっている。

　インスリン製剤は、不適切な使用による低血糖の誘発や、高血糖持続など血糖コントロールに大きな影響を及ぼし、命に関わる状態となってしまう可能性もある。そのため、使用できるかどうかの判断は大切である。また、高齢になるにつれ、今まで行っていた血糖測定やインスリン自己注射ができなくなることもある。その場合には、治療法や介入方法の再検討が必要となる。

GLP-1受容体作動薬は週1回製剤の登場でかなり使い勝手が良くなっている。単位調整の必要ない、1回打ち切りタイプの週1回製剤は適応があれば幅広い患者さんに使用可能である。例えば、最初の数回は来院してもらって打つ方法を学んでもらい、その後はもときどき来院時に実際に打ってもらって様子を確認する。また、訪問看護で手技の見守りをしてもらったり、週1回であれば打ってもらうことも可能である。

表1　吸入器と吸入補助器具の種類
（https://www.erca.go.jp/yobou/zensoku/basic/adult/control/inhalers/feature01.html
より転載）

吸入器の種類	特徴	吸入器の名称
pMDI：pressurized Metered Dose Inhaler（加圧噴霧式定量吸入器）	ガスの圧力で薬剤を噴射します。吸入するときは、薬の噴射と薬を吸い込むタイミングを合わせる必要があります。	エアゾール製剤（長期管理薬）エアゾール製剤＋スペーサーエアゾール製剤＋スペーサー＋補助器具
DPI：Dry Powder Inhaler（ドライパウダー定量吸入器）	粉末の薬剤を、自分で吸い込むタイプの吸入器です。	タービュヘイラー®ツイストヘラー®ディスカスエリプタディスクヘラー®スイングヘラー®
SMI：Soft Mist Inhaler（ソフトミスト定量吸入器）	ゆっくりと噴霧される吸入液を吸い込むタイプの吸入器です。	レスピマット®

吸入補助器具の種類	特徴
スペーサー	pMDIで薬の噴射と薬を吸い込むタイミングを合わせることが難しい場合に、確実に吸入するための補助具です。マスクタイプとマウスピースタイプがあります。入手したい場合は、医師に相談しましょう。※吸入ステロイドの服用にスペーサーが必要な65歳以上の患者さんでは、スペーサーが保険適用になる場合があります。医師に相談しましょう。
補助器具	pMDIは、吸入器のボタンを指で押して薬を噴射させますが、高齢者などでは指の力が不十分な場合があります。指の力が弱い方用に作られた補助器具を使うと、弱い力でも楽に薬を押すことができるようになります。吸入器ごとにメーカーが無償で配布しているので、必要と感じる場合は、薬局で相談してみましょう。
ネブライザー	液体の吸入薬を霧状にして吸入するために使用します。吸入がうまくできない高齢者の方でも、確実に吸入することができます。入手したい場合は、医師に相談しましょう。

**│これがコツ！│　処方をしてもうまく使えなければ、
　　　　　　　それは処方していないことと一緒である。
　　　　　　　患者さんが適切に使える方法を検討しよう。**

症状から
ポリファーマシーを
解決する！

排便に関するトラブル（便秘）

こんな処方、していませんか？

便秘なんです

お薬出しておきますね！（即答）

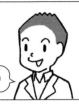

　血糖値が高い、血圧が高い、腎機能が低下したなどは、数値に現れるもので、症状としてはあまり出てこない。一方で、数値としては出ないが、一気にADLを低下させる症状もある。高齢者では、関節などの「痛み」・四肢の「痺れ」・眠れない寝付けない「不眠」・スッキリしない「排尿・排便」などがADLを低下させるものとして考えられる。コントロールが難しい場合は、症状に合わせて薬が増量される傾向にあるため、ポリファーマシーの温床となってしまう。しかし、逆に考えればそれらを上手くコントロールできれば、生活への満足度が一気に高くなる可能性がある。

一律処方はもうやめよう

　「便秘なんです」と患者さんに相談されて、「じゃあお薬出しておきます」と言って、酸化マグネシウム、ピコスルファートナトリウム（ラキソベロン®）を一律に処方するのはもうやめよう。便秘には多岐にわたる要因が複雑に絡み合っている場合が多い。その要因を解決しなければ、薬を増やしても思ったような効果が得られないこともある。それどころか、腎機能低下を認めている高齢者では、腎排泄の低下により、酸化マグネシウムで高マグネシウム血症*を引き起こす可能性がある。

*高マグネシウム血症
・血中マグネシウムの正常値は1.8〜2.4mg/dLであり、4.5mg/dLを超えると症状が出始める。
・症状（頭痛・吐き気・倦怠感、意識レベル低下、心電図変化）は非特異的であり、想起しなければなかなか診断に至れない。
・腎機能障害（eGFR 30mL/分/$1.73m^2$未満）の患者さんにマグネシウム製剤を使用している場合は要注意である。

患者さんから排便・便秘の相談を受けたときは、まず患者さんのADLを確認し、排便の指導を行うとともに、薬の副作用による便秘・排便障害を精査する。

そもそも便秘の定義とは？

便秘とは、「本来体外に排出すべき糞便を十分量かつ快適に排出出来ない状態」（慢性便秘症治療ガイドライン2017）とされる。**つまり排便前後にスッキリしなければ便秘である。**たとえ毎日排便があったとしても残便感があるのであればそれらはすべて便秘に含まれる。便秘の有病率は増加しており、QOLを低下させる一因となっている。

排便のメカニズムを知っておく

排便のメカニズムを知っておくと、目の前の患者さんのどこを改善させるべきか、そして薬をどのように選択すべきかの手助けとなってくれる。

排便に重要な要因は、**①腸の適度な蠕動運動、②直腸や肛門の適度な収縮と弛緩、③腹圧をかける、④座って前傾姿勢**、である。

脊髄損傷や神経疾患、糖尿病・甲状腺機能低下症などでは①②腸管運動の麻痺が起こり、適切に排便を行えなくなってしまう。また、寝たきりになってしまうと、③排便時に腹圧が上手くかけられず、さらに④前傾姿勢を取ることができず排便が困難になる。なので、できる限り排便は便器などへ移乗してもらい、座った姿勢になってもらうことが重要である。

また、便を出やすい状態にすることも大切である。硬くなり過ぎず、水分だらけの水様便でもない、便の状態を評価するブリストルスケールで4前後（**図1**）がよいとされている。そのために大切なことは、生活習慣の改善であり、食事（水分と食物繊維摂取）、適度な運動、また、適切な排便の姿勢（**図2**）を指導することを疎かにしてはいけない。

図1　ブリストルスケール（Amarenco G, et al. Prog Urol 2014; 24: 708-13. PMID: 25214452より転載）

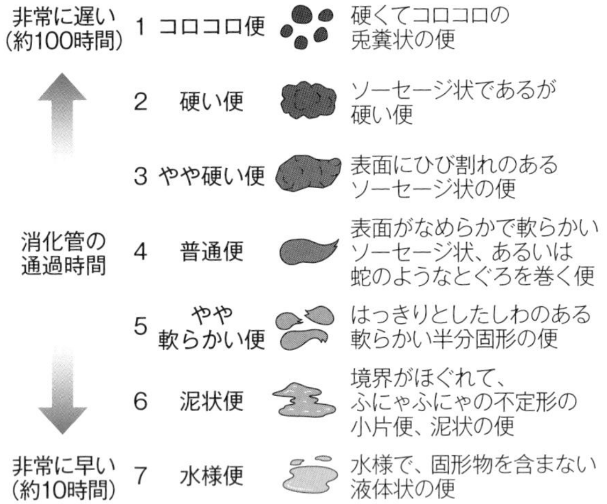

非常に遅い
（約100時間）

消化管の
通過時間

非常に早い
（約10時間）

1　コロコロ便 　硬くてコロコロの
兎糞状の便

2　硬い便 　ソーセージ状であるが
硬い便

3　やや硬い便 　表面にひび割れのある
ソーセージ状の便

4　普通便 　表面がなめらかで軟らかい
ソーセージ状、あるいは
蛇のようなとぐろを巻く便

5　やや
軟らかい便 　はっきりとしたしわのある
軟らかい半分固形の便

6　泥状便 　境界がほぐれて、
ふにゃふにゃの不定形の
小片便、泥状の便

7　水様便 　水様で、固形物を含まない
液体状の便

図2　適切な排便姿勢
（木下芳一，ほか．日内会誌 2019; 108: 72.より転載）

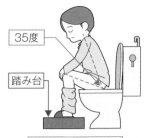

35度

踏み台

前傾姿勢で
腹筋に力を入れる

その便秘、薬が原因じゃないですか？

　　薬剤による二次性の便秘が引き起こされる原因として、抗コリン薬・抗うつ薬・抗不安薬・抗精神病薬・パーキンソン病治療薬・制酸薬・モルヒネやリン酸コデインなどの麻薬などが代表的だが、それ以外にも降圧薬（Ca拮抗薬）・利尿薬・β₂刺激薬でも引き起こされる。

患者さんの状態に合わせた便秘薬の処方

薬物療法の前に出来ることはないか？
〜非薬物療法のススメ〜

　排便は生活習慣の一部であり、生活習慣改善が便秘解消の一助となる可能性がある。そのため、患者さんには下剤を処方するだけでなく、生活習慣改善の指導を合わせて行いたい。

　便秘の改善に効果があるとされる食事や運動について問われたら、何を思い浮かべるだろうか……。ヨーグルトを毎朝食べる、食物繊維を多く摂取する、適度な運動習慣を維持する、といった生活習慣の改善だろうか。すべてに一律に効果があるわけではないが、実際にこれらの方法が有効であるという報告もなされている。

乳酸菌食品

　ヨーグルトに限らず、便秘に効果があるとされている。また、納豆やキムチ、味噌などの発酵食品は善玉菌を増やし、腸内環境を整える作用がある。

　最近は腸内環境を改善することの重要性が多方面にわたって話題に挙がっており、今後高いエビデンスを有する治療法が確立されるかもしれない。しかし現時点では、乳酸菌やビフィズス菌などを1日にどの程度摂取すべきかといった明確な数値は示されていない。

食物繊維

　「ヒトの消化酵素で分解されない食物中の総体」と定義される。野菜や海藻に豊富に含まれる食物繊維は便秘解消に効果があるだけでなく、糖質の消化・吸収を穏やかにし食後血糖値の緩やかな上昇作用や、腸内善玉菌のエサになり腸内環境を改善するなど、多くのメリットがある。

　国が推奨する1日当たりの目標摂取量は男性20g以上、女性18g以上とされているが、この目標摂取量には届いていない人が大多数だ。

適度な運動習慣

　腸に刺激を与え、便秘の改善に効果的だ。運動ができない場合は、お腹のマッサージも効果があるとされている。便秘は高齢者により多くみられるが、その原因として、運動量や活動量の低下が挙げられる。それ以外には、筋肉量の低下によって腹筋や肛門など便を排出する力が落ちてしまったり、水分摂取量の低下によって便が硬くなったりということが原因となる。

　高齢者ではどうしても水分摂取量が減りやすい。水分摂取を勧めることは便秘解消にも不可欠な指導である。どのくらい水分摂取しているか、すぐには言えない患者さんが多いと思うので、ペットボトルで1日の摂取水分量を一度チェックするように勧めるとよい。意外と飲んでいないことに患者さん自身がビックリすることもしばしば経験する。

それぞれの薬の特徴と注意すべき点 (表1)

浸透圧性下剤

　塩類・糖類・浸潤性とあるが、基本的には腸管内に水分を引き込んで、便を軟らかくする作用がある。塩類製剤は、習慣性がないため長期の使用が可能であるが、マグネシウム含有製剤の場合は、定期的に血清Mg値のチェックが必要となる。糖類製剤は、欧米では高齢者に対する下剤としてよく使用されている。

刺激性下剤

長期間の使用で耐性が出現し、ときに難治性の便秘となってしまうため、漫然と使用すべきではない。便秘の第一選択薬として使用しないようにする。

上皮機能変容薬

腸管上皮内で作用する部位は異なるが、いずれも腸管内に水分を引き込み、便を軟らかくする作用がある。ルビプロストンは妊婦には使用禁忌である。通常使用量の場合、薬価がほかの下剤と比較して高いことに注意する。

漢方薬 ⮕p.80

麻子仁丸は、甘草を含有していない点が大きな特徴であり、便を軟らかくする作用がある。高齢者に使いやすい。大建中湯は、大黄を含有しておらず、マイルドな作用が期待され、腹部膨満を伴う場合に使用が望ましい。

表1 慢性便秘症に使われる薬剤[一般名（商品名）]

内服	浸透圧性下剤	塩類	酸化マグネシウム（マグミット®）、マグコロール4000配合（モビコール®）
		糖類	ラクツロール（ラグノス®NFゼリー）
		浸潤性	ジオクチルソジウムスルホサクシネート（ビーマス®）
	刺激性下剤	アントラキノン系	センナ（アローゼン®、ピムロ®、アジャストAなど）、センノシド（プルゼニド®）、アロエ
		ジフェニール系	ピコスルファートナトリウム（ラキソベロン®）
	上皮機能変容薬		ルビプロストン（アミティーザ®）、リナクロチド（リンゼス®）
	胆汁酸トランスポーター阻害薬		エロビキシバット（グーフィス®）
	オピオイド誘発性便秘症治療薬		ナルデメジントシル（スインプロイク®）
	漢方薬		麻子仁丸、潤腸湯、大黄甘草湯、大建中湯、防風通聖散など
外用	坐薬		炭酸水素ナトリウム配合（新レシカルボン®）、ビサコジル（テレミンソフト®）
	浣腸		グリセリン浣腸など

| これがコツ！ | 排便のメカニズムから便秘の原因を考えること。原因をどのように解消すればよいか考えれば、患者さんに合った処方がわかる。

尿に関するトラブル

（実は尿のトラブルがあります！）

尿のトラブルを抱えている患者さんは意外と多い

　　高齢者でよく起こり、生活に支障をきたしてQOLを低下させるものの一つに、尿に関するトラブルがある。尿に関するトラブルと一言で言っても、就寝中の頻尿や突然の尿意切迫感、尿失禁、尿閉などさまざまである。

　　自分の診療科が泌尿器科でなければ、患者さんから尿のトラブルを主訴として相談されることは少ないかもしれない。しかし、診察中の何気ない会話のなかで、患者さんから「日中に尿の回数が多くて」や「夜間の尿の回数が多くて眠れない」、「突然強い尿意に襲われることがあるから、そわそわしてしまって、何も手につかない」、「外出中に急に尿意を催すのではと不安で、なかなか外出ができない」などと相談された経験を、多くの医療従事者はもっているのではないだろうか。または、前立腺肥大が基礎疾患にある高齢男性が「市販の風邪薬を飲んだら尿が出なくなった」と尿閉で救急外来を受診し、その対応をしたことはないだろうか（➡p.64）。

排尿のメカニズムを知っておく

　　尿は膀胱内に適度に貯められ、それを感じ取り、適切に排出される。排尿に重要な要素は大きく分けて2つ、

①膀胱内に適度に貯める＝『蓄尿機能』

②適切に排出される＝『排尿機能』

である。

　　排尿のメカニズム（**図1**）を知っておくと、患者さんのどこを改善させ、薬をどう選択すべきかを考える手助けとなる。

図1 蓄尿から排尿までのメカニズム（https://hainyo-onayami.jp/women/mechanism/index.htmlより転載）

①膀胱内の尿が400mLを超えると、膀胱内圧が上昇し、膀胱壁の伸展が起きる。
②伸展刺激が脊髄を通り脳へ伝達される。
③脳は尿意を感じ取り、適切な状態（尿が出ると思った時に排尿をする）で膀胱中枢に排尿の意思が伝えられる。
④膀胱壁の平滑筋は収縮し、尿道括約筋は弛緩させる（内尿道括約筋は不随意筋・外尿道括約筋は随意筋）ことで、排尿に至る。

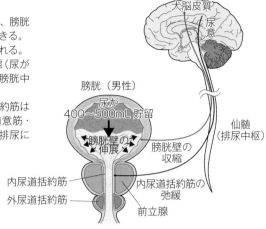

　この一連の流れがコントロールされず、どこかに問題が生じると症状として現れる。蓄尿機能に問題があると、日中や就寝中の頻回の排尿や突然の尿意切迫感や尿失禁が症状として現れる。排尿機能に問題があると、「出したくてもなかなか出ない」尿閉や排尿時間の延長、「腹圧をかけなくてはしっかり排尿されない」といった症状が現れる。

　尿のトラブルの多くは蓄尿機能に問題が起こることで生じる。『**過活動膀胱**』として認識され、治療の対象である。

そもそも過活動膀胱の定義とは？

　過活動膀胱とは「尿意切迫感を必須とした症状症候群であり、通常は頻尿と夜間頻尿を伴い、切迫性尿失禁は必須ではない。また、その診断のためには局所的な病態を除外する必要がある」と定義されている（過活動膀胱診療ガイドライン）。頻尿は「尿の回数が多くて困る」という患者さんからの訴えとして聞かれることが多いものだが、**日中の排尿回数が7回以下ならば正常**と考えてよいとされている。一方、夜間頻尿は、**夜間就寝中に排尿のために少なくとも1回は睡眠が中断されること**とされている。

　過活動膀胱症状質問票（表1）というものもあるので、患者さんに診察の待ち時間に受けてもらうと、診断の一助になる。

その尿のトラブル、薬が原因ではないですか？

　蓄尿機能を治療する薬の多くは排尿障害を引き起こし、排尿機能を治療

表1　過活動膀胱症状質問票 (Overactive Bladder Symptom Score；OABSS)

（Culha MG, et al. Int Urogynecol J 2019; 30: 2121-6. PMID: 31332467より転載）

以下の症状がどれくらいの頻度でありましたか。この1週間のあなたの状態にもっとも近いものを、ひとつだけ選んで、点数の数字を○で囲んでください。

質問	症状	点数	頻度
1	朝起きたときから寝るまでに、何回くらい尿をしましたか	0	7回以下
		1	8～14回
		2	15回以上
2	夜寝てから朝起きるまでに、何回くらい尿をするために起きましたか	0	0回
		1	1回
		2	2回
		3	3回以上
3	急に尿がしたくなり、我慢が難しいことがありましたか	0	なし
		1	週に1回より少ない
		2	週に1回以上
		3	1日1回くらい
		4	1日2～4回
		5	1日5回以上
4	急に尿がしたくなり、我慢できずに尿をもらすことがありましたか	0	なし
		1	週に1回より少ない
		2	週に1回以上
		3	1日1回くらい
		4	1日2～4回
		5	1日5回以上
	合計点数		点

過活動膀胱の診断基準
　尿意切迫感スコア（質問3）が2点以上かつOABSS合計スコアが3点以上
過活動膀胱の重症度判定
　OABSS合計スコア　軽症：5点以下　中等度：6～11点　重症：12点以上
※あくまで指標ですので、点数に関わらず症状のある方は受診してください。

する薬の多くは蓄尿障害を引き起こす可能性がある。難しいのは、良かれと思った治療が逆効果となることもある、ということである。

　尿のトラブル（排尿困難、尿閉や尿線途絶）を起こす薬の代表は、**抗コリン薬**である。市販される総合感冒薬などにも含まれる。冒頭に登場した「市販の風邪薬を飲んだら尿が出なくなった」高齢男性は、元々前立腺肥大があり排尿困難なところに、抗コリン作用が加わり尿閉になったと考えられた。

　胃薬や抗アレルギー薬、抗不安薬・睡眠薬など、多くの薬剤が抗コリン作用を含む。尿のトラブルに遭遇したときは、薬による副作用を考える必要がある。

　尿のトラブルはQOLを著しく低下させる可能性がある。たかが尿とせず、解決のために立ち向かってほしい。次項目では、具体的な対処法を解説する。

> **｜これがコツ！｜　たかが尿、されど尿。きちんと解決すれば、QOLが大きくアップする。**

患者さんの状態に合わせた、尿のトラブルへの処方

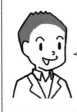

ぜひ非薬物療法を！

薬物療法の前にできることはないか？
〜非薬物療法のススメ〜

　　行動療法［生活指導・膀胱訓練・理学療法（骨盤底筋訓練）・行動療法統合プログラム］は、「過活動膀胱診療ガイドライン」で高く推奨されている。副作用がないという点で最も有益である。なかでも、**膀胱訓練は抗コリン薬とほぼ同等の効果**が報告されており、12〜90％の治癒、約75％の改善を認める。

・意識的に徐々に排尿間隔を延ばしていく

・2〜4時間間隔で定期的にトイレに誘導する

などの方法で訓練していく。

　　骨盤底筋訓練（リンク1）も過活動膀胱に対する効果は60〜80％とされており、効果が高い。主に、咳やくしゃみ、運動などの腹圧がかかったときに尿失禁をしてしまう腹圧性尿失禁の治療とされているが、尿失禁以外でも有効で、女性だけでなく男性にも効果がある。

リンク1
骨盤底筋訓練

　これらの行動療法を組み合わせたものが、**行動療法統合プログラム**である。もし薬物療法を始めていたとしても、非薬物療法の重要性を患者さんにはぜひ伝えてほしい。

行動療法を行っても効果が得られない場合に、薬物療法を考える

薬物療法は男女に分けて、また男性では年齢も考慮する。

・**女性**：抗コリン薬もしくはβ_3受容体作動薬で治療する。

・**男性（50歳以上）**：前立腺肥大症の合併が多いため、前立腺肥大症への介入を同時に考える。前立腺肥大症に対しては、α_1受容体遮断薬や低用量PDE5阻害薬を中心とした治療を行う。

・**男性（50歳未満）**：前立腺肥大症の割合は少ないため、神経疾患や前立腺炎などを考慮し一度専門医へ紹介する必要がある。

それぞれの薬の特徴と注意すべき点（表1）

表1　尿のトラブルに使われる薬剤［一般名（商品名）］

抗コリン薬	オキシブチニン（ポラキス®）	フェソテロジン（トビエース®）
	オキシブチニンテープ（ネオキシ®テープ）	ソリフェナシン（ベシケア®）
	プロピベリン（バップフォー®）	イミダフェナシン（ウリトス®・ステーブラ®）
	トルテロジン（デトルシトール®）	
β_3受容体作動薬	ミラベグロン（ベタニス®）	ビベグロン（ベオーバ®）
α_1受容体遮断薬	タムスロシン（ハルナール®）	シロドシン（ユリーフ®）
	ナフトピジル（フリバス®）	
低用量PDE5阻害薬	タダラフィル（ザルティア®）	

抗コリン薬

その名の通り、抗コリン作用が強く発揮され、認知機能障害・口渇・唾液分泌低下による口腔内乾燥・便秘・排尿障害などが起きる可能性がある。オキシブチニンの経口薬は副作用発現率が高く、認知機能障害など中枢神経系の副作用もあるので、高齢者への使用は控える。貼付薬ではこのような副作用の軽減が認められているため、服薬数が多い場合や内服困難例などでは選択肢の1つである。

β_3受容体作動薬

　抗コリン薬に起きる副作用がほとんどなく、症状改善も望め、使い勝手のよい薬である。ミラベグロンは腎機能による用量調整や、重篤な心疾患への投与禁忌、併用禁忌・併用注意薬が多いので、高齢者では注意したい。一方、ビベグロンはこれらの問題をおおむねクリアしており、臓器障害の既往や、多剤服薬傾向になりやすい高齢者では、使い勝手がいい。

α_1受容体遮断薬

　前立腺に存在するα_{1A}受容体・α_{1D}受容体、膀胱に存在するα_{1D}受容体を遮断して効果を発揮する。α_{1A}受容体の選択性はシロドシン、タムスロシン、ナフトピジルの順であるが、それにより効果が大幅に異なることはない。シロドシンは1日2回服用のため、アドヒアランスが低下する可能性に注意を要する。

低用量PDE5阻害薬

　不安定狭心症、また心筋梗塞や脳梗塞の直近の既往歴や、重度腎障害・肝障害には使用禁忌であるため、患者さんの既往や内服薬をよく確認する。心血管系のトラブルを引き起こす可能性があるので、高齢者での使用には慎重にしたい。

> |これがコツ!|　非薬物療法はとても有用。効果がなければ、
> 　　　　　　　各治療薬の特徴を理解したうえで、
> 　　　　　　　薬物療法を検討する。

せん妄と認知症、
不穏はどう違う？

せん妄と認知症

　「せん妄」は、一過性（数時間から数日）の意識障害で、急に発症する。突然暴れたり、状況にそぐわない大きな声を出したり、幻覚や幻聴が出現する。一方で、「認知症」は、意識障害は伴わない持続的なもので、慢性の経過を辿る。似たようで少し異なるこれらの点を押さえておく必要がある。

　認知症が進行すると見当識障害が出現し、意識障害と見分けがつかない状態になる。この場合も、**家族や施設職員から普段の状況を聞くことで、新たに意識障害が出現しているのか比べることができる。**

　せん妄の原因となる大きなものは、高齢であること（75歳以上）、軽度な認知機能を含めた何らかの脳の機能異常がベースにあること、の2つである。そこに、急な環境の変化や身体的・心理的なストレスが加わることで発症する。入院は大きなリスクとなるが、旅行などでも引き起こされることがある。

せん妄には、過活動型と低活動型がある

　せん妄というと、入院患者さんで夜間に眠れず、落ち着きがなく、大声を張り上げ、話は通じず、点滴を抜こうとしたりベッドから降りようとしたり、というイメージが強いだろう。これは、**過活動型**という状態である。

　逆に**低活動型**といわれる状態もある。特徴としては、活動性の低下、無関心、注意力低下、動作の緩慢さなどで、うつ病との鑑別が悩ましい状態である。決められた鑑別方法はないが、入院後にそのような状態になっている患者さんであれば可能性が高いだろう。

　うつ病は、入院前からこのような症状が出現している可能性が高い。この場合も、普段から患者さんによく接する人たちからの情報が有用である。

せん妄と不穏

　「せん妄」は上述のように「意識障害」に主眼がある。「不穏」は「行動」に主眼があり、暴れる、暴言を言う、点滴を抜こうとする、治療を拒否する、といった、「穏やかでない行動」を指す。せん妄と不穏は同じような意味合いで使われることが多いが、必ずしもオーバーラップしていない。どちらか一方の状態もありうることを覚えておく。

入院は非日常である。普段の患者さんの生活を把握する

　入院中は3食がほぼ決まった時間に、薬も食前・食後に滞りなく提供され、内服したかの確認も行われるなど、生活が規則正しく管理される。一方で、消灯時間があるため、日中動かずにベッド上で過ごしていれば、不眠から不穏・せん妄発症となりかねない。

　検査などの予定入院と比べ、緊急入院症例では、入院中から退院後の生活を見越して、退院後の生活環境を整えておく必要がある。その調整をしっかり行わないと、退院したものの状態がさらに悪化して戻ってくることになりかねない。そのリスクをできる限り減らすべく、入院中から患者さんの普段の生活環境を探り、介入が必要なところはソーシャルワーカーなどの力を借りて、調整しておくことが必要である。

- ・退院後は独居なのか、同居の家族がいるのか。
- ・同居の家族がいる場合は、どこまで家族での対応が可能か（時間や介護の程度）。
- ・服薬管理や食事管理は自分でやるのか、家族がやるのか。
- ・介護保険の申請はしているか。
- ・訪問看護を入れるべきか、訪問診療に引き継ぐべきか。
- ・そもそも自宅に戻るのか。さまざまな理由（独居、家族の協力が得られない、家族が介護しきれないなど）で転院するほうがいいのかなど入院中に確認や調整すべき事柄は多岐に渡る。

|これがコツ！|　普段の状態と比較することが、
　　　　　　　せん妄・認知症の鑑別を助ける。

治療により回復可能な認知機能障害を鑑別する

（慢性硬膜下血腫、水頭症、脳腫瘍、甲状腺機能低下症、老年性うつ病）

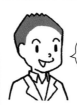

治療により回復可能なものを見落とさない

認知症を疑ったときに行うスクリーニング検査（表1）

認知症は大きく分けて、脳内と脳外の疾患が原因となる。認知症を疑った時は、画像検査、血液検査をスクリーニングとして行う。

表1　認知症を疑ったときに行うスクリーニング検査

画像検査	頭部 CT もしくは頭部 MRI（可能なら MRI）
血液検査	血算、肝機能、甲状腺機能（TSH、FT_3、FT_4）、 電解質（Na、K、Ca、Alb も忘れずに）、空腹時血糖値、 HbA1c、ビタミン B_1、B_{12}、葉酸

脳内の疾患が原因となる場合

脳内の疾患として、慢性硬膜下血腫、水頭症、脳腫瘍が代表的である。いずれの疾患も正常の脳が圧迫されることで症状が出現する。慢性硬膜下血腫では外側から、水頭症は内側から、脳腫瘍は内部から圧迫される。これらの疾患を鑑別するためには、頭部の画像写真が必須となる。認知機能障害かもと家族や本人が心配するような場合は、一度は頭部CTもしくは、

MRI検査を忘れずに行おう。高齢であるからといって、**画像評価をせずに、ひとまず抗認知症薬を処方するといった行為は厳禁**である。

脳外の疾患が原因となる場合

ビタミン欠乏症

　ビタミンB₁欠乏症により、**Wernicke（ウェルニッケ）脳症**を発症する。生体内に貯蔵されているビタミンB₁は、補給されないとわずか10日前後で枯渇してしまう。術後の禁食期間が長くなったり、経管栄養でも起こりうる。

　意識障害・眼球運動障害・失調歩行を3主徴とするが、3つが揃うことは少ない。慢性アルコール中毒、栄養障害、悪性腫瘍などで引き起こされやすい。

　Wernicke脳症の80〜90％で、不可逆性の**Korsakoff（コルサコフ）症候群**に移行するといわれ、近時記憶のより強い障害や作話、健忘といった症状が出現する。不可逆性とならないよう、早い段階で可能性を察知し、検査を行わなければならない。

　ビタミンB₁₂欠乏症や葉酸欠乏症は、アルコール多飲歴や吸収障害を伴う腸疾患に認められる。ビタミンB₁₂欠乏症では、巨赤芽球性貧血を伴わなくても、記憶障害、注意障害、思考緩慢などの認知機能障害や抑うつ、幻覚、せん妄などの精神症状、感覚運動障害などの神経症状など多彩な症状を呈する。

甲状腺機能低下症

　甲状腺ホルモンは体全体の代謝を促す働きがある。甲状腺機能低下症となると全身の代謝が落ち、活動性が低下する。体温が低くなり、食欲低下、全身倦怠感、浮腫などが出現する。精神的な症状として、抑うつ、記憶力低下、動作緩慢、やる気の低下、無気力が現れる。高齢者では認知症と間違われる可能性があり、甲状腺機能（TSH、FT₃、FT₄）を必ずチェックする。

電解質異常

　低ナトリウム血症は、高齢者では比較的多く見かける電解質異常である。症状が出るかどうかは、ナトリウムの低下速度（急性か慢性か）と血清ナトリウム値の程度による。120mEq/Lまでは疲労感や食欲不振など比較的軽度な症状に留まりやすいが、120mEq/Lを下回るとより強い頭痛や不穏状

態、傾眠傾向となる。110mEq/L前後になると、痙攣や昏睡状態となり、死亡率も50％前後と生命の危機に瀕する。慢性的に125mEq/L程度が続くと、認知機能障害や歩行障害のリスクとなるとも言われている。低ナトリウム血症の鑑別には、水分とナトリウムのバランスをみる必要性があり、浮腫の有無、尿中ナトリウム値、抗利尿ホルモン（AVP、ADH）の測定は診断の手助けとなる。

　高カルシウム血症は、活性型ビタミンD₃剤が処方されている高齢患者さんではより注意が必要な電解質異常である。血清カルシウム値10.4mg/dL以上を高カルシウム血症とするが、12～13mg/dL以上で、倦怠感、食欲不振などが出現し、さらに高値になると、筋力低下、悪心、嘔吐、意識状態変容と症状が悪化する。血清カルシウム値は、ルーチンで測定しないため、「高齢者」、「活性型ビタミンD₃剤」、「体調不良」というキーワードを覚えておき、測定するように心がけておく。副甲状腺機能亢進症の可能性もあるため、副甲状腺ホルモン（PTH）の測定は診断の手助けとなる。

老年性うつ病

　老年性うつ病と認知機能障害は両疾患がオーバーラップしていることもあり、鑑別は難しい。どちらも可能性があると考えて対応する。

　両疾患の特徴と違いは表2の通りである。

表2　老年性うつ病と認知症の特徴と違い

	老年性うつ病	認知症
発症	数週間～数カ月と比較的早い	数カ月～数年とゆっくり
行動	意欲低下・抑うつ感情 （何もしたくない）	衝動的でまとまりに欠ける 一貫性がない
自覚	やる気が起きないことや能力低下を悩む	できないことを隠す
質問への回答	わからないことはわからないと回答 自責的	間違った回答や辻褄を合わせた回答 他責的
対人	出たがらない、緊張する	無関心、無配慮
回復	薬物治療や精神療法で回復する可能性あり	緩やかに進行していく

｜これがコツ！｜　疑わなければ見つからない！
　　　　　　認知機能障害をみたら、上述の疾患を鑑別すべく、スクリーニング検査を行う。

睡眠薬の減らし方

睡眠薬を減らすときに注意すべき点

まずは以下の点を確認する。

・不眠症状は改善しているか

・不眠が原因で日中の生活に支障はきたしていないか

・不眠に対する不安や焦燥感は消失しているか

これらがクリアできていれば、減薬や中止にトライする。決して焦ってはいけないし、薬を減らす・中止することに固執しないように患者さんへ説明を行う。また、睡眠への間違ったこだわりや習慣を見直すための指導を並行して行い（睡眠障害対処12の指針 ➡p.129 などを活用する）、ある程度の理解が得られているか確認する。長期間使用していた睡眠薬を突然中止すると、中止した反動で不眠がひどくなってしまう状態（反跳性不眠）を引き起こすため注意を要する。

離脱症状

睡眠障害再燃や不安感増悪のみならず、震えや発汗などの自律神経症状や認知機能障害や感覚障害など神経学的な症状も出現することがある。多種多様な症状を認める場合があるということを認識しておく。

離脱症状のリスクは次のようになっている。

・短時間作用型＞長時間作用型

・高用量＞低用量

・ベンゾジアゼピン系薬＞非ベンゾジアゼピン系薬

減らし方

　睡眠薬を中止しようと決して焦ってはいけないし、薬を減らす・中止することに固執しないように患者さんへ説明を行うことは重要なので、重ねて強調したい。医療従事者側も、無闇に減量を勧めないようにする。

　本来は、睡眠薬を始めるときに睡眠習慣などを聞き、できる限り睡眠習慣を見直す努力を勧めるべきだが、そういったことはなされず開始されていることが多い。始まっているものは受け入れて、どう対処すべきか検討する。

漸減する

　2〜4週間おきに、投与量を3/4⇨1/2⇨1/4⇨頓服使用と少しずつ減らしていく。決して一気に減らさない。患者さん側から不眠の訴えが出るようであれば、その前の段階の用量に戻して様子をみる。

休薬する日を間に挟み頓服を利用する

　不安感などが強くなく、睡眠薬の減量に前向きな患者さんであれば、休薬する日を入れるように指導する。休薬しようと考えていた日に眠れなかった場合は、無理せず頓服使用していいと説明しておく。

中止ではなく、他剤への置き換えを行う

　メラトニン受容体作動薬やオレキシン受容体作動薬は、睡眠薬のなかでも筋弛緩作用や健忘・認知機能低下などの副作用が少ないとされており、高齢者に対しても比較的安全に利用できる。ベンゾジアゼピン系薬や非ベンゾジアゼピン系薬を使用している場合は、漸減中止を目指し、メラトニン受容体作動薬やオレキシン受容体作動薬を開始する。そして徐々に、そちらだけに移行していく。

|これがコツ！|　焦らず、患者さんからの
　　　　　　　　　理解を得ていこう。

睡眠とポリファーマシー

睡眠薬のアドヒアランスは良好な患者さん

（外来で）

患者さん（80歳男性）「先生、血圧の薬とか糖尿病の薬は飲み忘れて余っちゃってるから、今回は減らしてくれていいよ。でもさ、睡眠薬あるでしょ、あれは絶対に飲むからさ、次回までしっかり処方してよ。むしろ多くてもいいくらいだよ。だって薬がなくなっちゃったら、それだけで不安でさ、眠れなくなっちゃうよ。頼んだよ」

降圧薬や糖尿病薬など生活習慣病関連の薬に関しては、アドヒアランスが悪く、どういった種類の薬を飲んでいるのかあまり気にしていない。一方で、睡眠薬や抗不安薬、安定薬については、名前をしっかり覚えており、アドヒアランス良好で、とにかく絶対にそれだけは手放せない、といった患者さんは少なくない。

睡眠に関する問題

患者さんから睡眠に関する相談を受けたことがなかったり、睡眠薬や安定薬を処方したことがなかったりする医療従事者はいないのではないだろうか。それを裏付けるように、日本人を対象にした調査では、20～30％の人が「睡眠で休養が取れていない」、「（入眠困難、中途覚醒、早期覚醒、熟眠困難といった）何らかの不眠がある」と回答している。それは高齢になると割合が増え、60歳以上では3人に1人が睡眠の問題を抱えている。不眠は、集中力・作業効率の低下や抑うつや不安などの精神身体症状を引き起こす原因となるため、解決すべき問題ではあるが、解決が難しい側面をもっている。

なぜ睡眠に関する問題は解決が難しいのか

　ヒトは睡眠がなくては生きていけないものであり、人生の1/3は寝ているといわれる。それ故、個人個人で寝るときの癖や習慣（絶対何時間寝ないと疲れが取れない、寝付けない時はお酒を飲むなど）といった「睡眠へのこだわり」が自然と作り上げられてしまう。そのこだわりが悪く働いてしまうとどんどん不眠の悪循環にはまってしまうことがある。

　睡眠に関する問題は、患者さんそれぞれの主観に起因するところが大きいため、非常に介入を難しくさせている。かつ、これという解決方法がないのが現状だ。その根底には睡眠に関する認識の差が、各個人で大きく存在し、その差が医療従事者－患者さん間にも存在し、問題をさらに難しくさせている。

どのような睡眠障害パターンか

　眠れないという患者さんは多いが、それぞれ不眠のパターンは異なる。まずは、寝付けないのか（入眠困難）、眠っても頻回に起きてしまうのか（中途覚醒）、早く目覚めてしまうのか（早朝覚醒）、寝起きがスッキリしないのか（寝起き倦怠感）、熟睡感がないのか（熟睡感不足）、それらをはっきりさせておく。もちろんオーバーラップすることはあるので、ありのままを聴取する。そして、必ず聴取した症状はカルテに記載しておく。患者さんが最も訴えているものに対して、その改善を第一に治療介入を検討する。

睡眠障害対処12の指針（表1）

　厚生労働省「睡眠障害の診断・治療ガイドライン作成とその実証的研究班」からの報告書にある「睡眠障害対処12の指針」を示す。

　この「睡眠障害対処12の指針」には、睡眠に関するエッセンスが凝縮されており、医療従事者のみならず、患者さんへの教育資料としても活用できる。睡眠問題改善には、生活習慣と睡眠への意識改革によるところも大きいことがわかる。これらを共通認識として、睡眠薬はあくまでも補助的な役割であるということを患者さんへ伝えていくこともポイントになる。

表1 睡眠障害対処12の指針

（厚生労働省．精神・神経疾患研究委託費．睡眠障害の診断・治療ガイドライン作成とその実証的
研究班．平成13年度研究報告書，より転載）

①睡眠時間は人それぞれ、日中の眠気で困らなければ十分
・睡眠の長い人、短い人、季節でも変化、8時間にこだわらない
・歳をとると必要な睡眠時間は短くなる
②刺激物を避け、眠る前には自分なりのリラックス法
・就床前4時間のカフェイン摂取、就床前1時間の喫煙は避ける
・軽い読書、音楽、ぬるめの入浴、香り、筋弛緩トレーニング
③眠たくなってから床に就く、就床時刻にこだわりすぎない
・眠ろうとする意気込みが頭をさえさせ寝つきを悪くする
④同じ時刻に毎日起床
・早寝早起きでなく、早起きが早寝に通じる
・日曜に遅くまで床で過ごすと、月曜の朝がつらくなる
⑤光の利用でよい睡眠
・目が覚めたら日光を取り入れ、体内時計をスイッチオン
・夜は明るすぎない照明を
⑥規則正しい3度の食事、規則的な運動習慣
・朝食は心と体の目覚めに重要、夜食はごく軽く
・運動習慣は熟睡を促進
⑦昼寝をするなら、15時前の20～30分
・長い昼寝はかえってぼんやりのもと
・夕方以降の昼寝は夜の睡眠に悪影響
⑧眠りが浅いときは、むしろ積極的に遅寝・早起きに
・寝床で長く過ごしすぎると熟睡感が減る
⑨睡眠中の激しいイビキ・呼吸停止や足のぴくつき・むずむず感は要注意
・背景に睡眠の病気、専門治療が必要
⑩十分眠っても日中の眠気が強い時は専門医に
・長時間眠っても日中の眠気で仕事・学業に支障がある場合は専門医に相談
・車の運転に注意
⑪睡眠薬代わりの寝酒は不眠のもと
・睡眠薬代わりの寝酒は、深い睡眠を減らし、夜中に目覚める原因となる
⑫睡眠薬は医師の指示で正しく使えば安全
・一定時刻に服用し就床
・アルコールとの併用をしない

そのほかに聞いておくべきこと

・日中の活動に支障が生じているか（集中力低下・作業効率低下・眠気な
ど）⇨不眠症の診断に必要。

・眠れないことに加えて、不安感や焦燥感がどの程度あるか ⇨ 睡眠薬では
なく抗不安薬を用いる必要性がある。

・アルコールや喫煙の有無と量・頻度 ⇨ 睡眠を阻害する因子の習慣性は
ある場合はそちらの介入も必要になる。

- 精神疾患を疑う病歴 ⇨ 精神科での治療が望ましい。
- いびきを他者から指摘されたことがある ⇨ 睡眠時無呼吸症候群の可能性があり、精査が必要。
- 下肢不快感を伴うか ⇨ レストレスレッグス症候群（RLS）が疑われ、精査が必要。
- 夜間頻尿・かゆみの有無 ⇨ 睡眠を阻害する因子を精査する必要がある。
- 睡眠を阻害する可能性のある薬（抗パーキンソン病薬、ステロイド、抗ヒスタミン薬など）を飲んでいないか ⇨ 薬剤性不眠の除外。

睡眠薬の使い分け

睡眠薬の種類は、ベンゾジアゼピン（BZ）系（超短時間、短時間、中間、長時間）、非BZ系、メラトニン受容体作動薬、オレキシン受容体作動薬の4種類に区別される（表2）。

表2 **睡眠薬の一覧** (https://cocoromi-cl.jp/knowledge/psychiatry-medicine/sleeping-drug/about-sleeping-drug/ より転載)

型	種類	一般名	商品名	血中濃度ピークまでの時間（h）	半減期（h）
超短	BZ	トリアゾラム	ハルシオン®	1.2	3
	非BZ	ゾルピデム	マイスリー®	0.8	2
		ゾピクロン	アモバン®	0.8	4
		エスゾピクロン	ルネスタ®	1	5
短	BZ	エチゾラム	デパス®	3	6
		ブロチゾラム	レンドルミン®	1.5	7
		ロメルタゼパム	エバミール® ／ ロラメット®	1.5	10
		リルマザホン	リスミー®	3	10
中	BZ	フルニトラゼパム	サイレース® ／ ロヒプノール®	1.5	7
		ニトラゼパム	ベンザリン® ／ ネルボン®	2	25
		ニメタゼパム	エリミン®	4	21
		エスタゾラム	ユーロジン®	5	24
長	BZ	クアゼパム	ドラール®	3.5	36
		フルラゼパム	ダルメート® ／ ベノジール®	5	> 24
		ハロキサゾラム	ソメリン®	5	> 42
メラトニン受容体作動薬		ラメルテオン	ロゼレム®	0.75	1
オレキシン受容体作動薬		スボレキサント	ベルソムラ®	1.5	10
		レンボレキサント	デエビゴ®	1.5	30

BZ系は、抗不安・催眠・筋弛緩作用を有する

4種類の特徴

　非BZ系は、BZ系と比較して筋弛緩作用は弱く、ふらつきや転倒が少ないとされる。

・メラトニン受容体作動薬、オレキシン受容体作動薬は依存性や転倒が少ない。

・入院などの生活環境変化による一過性の不眠や、短期的なストレスによる不眠には、非BZ系薬を少量で使用する。そして、生活環境やストレスが改善した場合には、漫然と長期投与としない。

　高齢者では、薬の代謝が落ちており、薬の蓄積で思わぬ副作用が出ることがあるため、できる限り以下を意識して薬を選択する。

・非BZ系の使用を検討する。

・使用量は成人用量の半量から開始する。

・即効性を求め過ぎない。即効性を求め過ぎると、薬物投与量が過量になったり、依存度が強くなったり、その後に悪影響が及びやすくなる。

・眠れないことに対する不安や焦燥感が強い場合は、非BZ系に拘らず、BZ系を使用する。

入眠困難や中途覚醒症例	中途覚醒や早期覚醒症例
・ゾルピデム 2.5mg 就寝前 ・ゾピクロン 5mg 就寝前 ・エスゾピクロン 1mg 就寝前 ・ラメルテオン 8mg 就寝前 　（不安や焦燥感が強い場合） ・トリアゾラム 0.125mg 就寝前 ・ブロチゾラム 0.25mg 就寝前	・エスゾピクロン 1mg 就寝前 ・スボレキサント 15mg 就寝前 　（不安や焦燥感が強い場合） ・クアゼパム 15mg 就寝前

|これがコツ！| 睡眠薬にこだわりのある患者さんは多い。
　　　　　　　患者さんの意識を変えていくことを考えよう。

痛み
〜慢性疼痛とどう付き合うか〜

患者さん

「膝が痛いのはもうどうにもならないよ」

「整形外科には通っているけど、痛み止めがダメなら手術しかないって言われている」

「腰が痛いのはどうにかならないかね」

外来で痛みを訴える患者さんは多い。特に高齢の患者さんであれば、何かしらの痛みを抱えている。かかりつけの患者さんがいつの間にか整形外科に受診していて、痛み止めが処方されていたといったケースも、比較的よく遭遇する。

2019年国民生活基礎調査（厚生労働省）の結果において、全人口の有症状1位と2位は男女とも「腰痛」と「肩こり」である（**図1**）。1,000人当たり約100人、10％に症状があり、高齢者ではこの割合はさらに増えると思われる。ある調査では、高齢者の70％以上が膝の痛みを抱えており、腰痛も50％程度である。痛みには市販の湿布や塗り薬で対応し、我慢しつつ生活を送っているというのが実情のようだ。

図1　性別にみた有訴者率の上位5症状（複数回答）
（平成22年国民生活基礎調査の概要（厚生労働省）https://www.mhlw.go.jp/toukei/saikin/hw/k-tyosa/k-tyosa19/dl/14.pdfより転載）

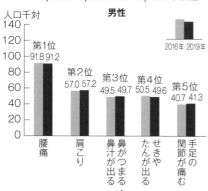
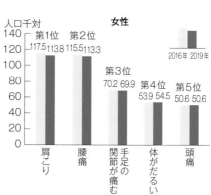

痛みの対処方法

　痛みに対しては、やはり痛み止め、鎮痛薬を使う。飲み薬、湿布など形は変われども、基本的には鎮痛薬の出番となる。非ステロイド性抗炎症薬（NSAIDs）、アセトアミノフェン（非ピリン系解熱鎮痛薬）、非麻薬性鎮痛薬（オピオイド）、神経障害性疼痛緩和薬があるが、抗てんかん薬や抗うつ薬、抗不安薬などを使用することもある。

　一方で、非薬物療法が奏効する場合もあるため、薬物療法と並行して、もしくは薬物療法に先行して非薬物療法を行うように指導することも重要である（➡p.138）。

痛みの種類は2つある～侵害受容性疼痛と神経障害性疼痛～

　痛みには侵害受容性疼痛と神経障害性疼痛の2つがある。単独のこともあれば、2つが重なっていることもある（リンク1）。

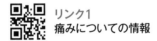
リンク1
痛みについての情報

　侵害受容性疼痛は、火傷、打撲、骨折などの怪我によることが多い。怪我をすることで、その部位に痛みを引き起こす物質が発生し、それを痛みとして感じる。ほとんどが急性の痛みで、NSAIDsがある程度の効果を発揮する。

　一方で、神経障害性疼痛は、帯状疱疹後や糖尿病性神経障害、頚椎症などが原因となり、神経が障害されることに起因して痛みを生じる。一見すると何も起きていないように思えるが、慢性的な痛みに繋がることが多い。治療としては、日本ペインクリニック学会が出している「神経障害性疼痛薬物療法ガイドライン改訂第2版」から、

第一選択薬：プレガバリン（リリカ®）・ガバペンチン（ガバペン®）/三環系
　　抗うつ薬（アミトリプチリン（トリプタノール®）、ノルトリプチリン（ノリト
　　レン®）、イミプラミン（トフラニール®、イミドール®）/セロトニン・ノル
　　アドレナリン再取り込み阻害薬（SNRI）（デュロキセチン（サインバルタ®））
第二選択薬：ワクシニアウイルス接種家兎炎症皮膚抽出液（ノイロトロ
　　ピン®）/オピオイド鎮痛薬［軽度］：トラマドール

第三選択薬：オピオイド鎮痛薬（フェンタニル、モルヒネ、オキシコドン、ブプレノルフィン）

を参考に薬物選択をする。

それぞれの特徴を押さえておく

慢性疼痛に対する鎮痛薬は、「WHO方式三段階除痛ラダー」を参考にするとよい（**図2**）。主にがん性疼痛治療法として使われるが、慢性疼痛でも使うことができる。

図2　WHO方式三段階除痛（鎮痛）ラダー
(WHO Guidelines for the Pharmacological and Radiotherapeutic Management of Cancer Pain in Adults and Adolescents. World Health Organization; 2018.より転載)

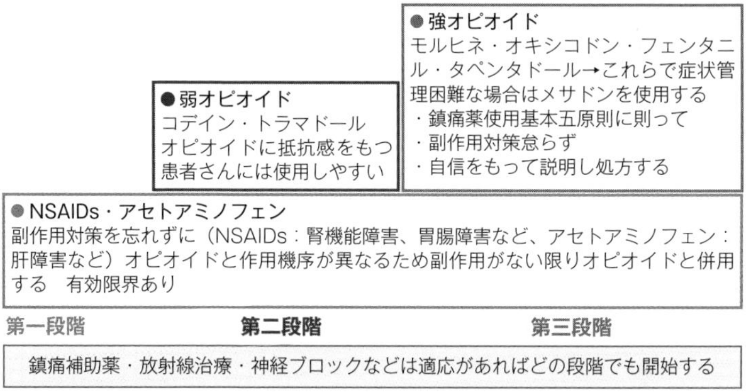

● 強オピオイド
モルヒネ・オキシコドン・フェンタニル・タペンタドール→これらで症状管理困難な場合はメサドンを使用する
・鎮痛薬使用基本五原則に則って
・副作用対策怠らず
・自信をもって説明し処方する

● 弱オピオイド
コデイン・トラマドール
オピオイドに抵抗感をもつ患者さんには使用しやすい

● NSAIDs・アセトアミノフェン
副作用対策を忘れずに（NSAIDs：腎機能障害、胃腸障害など、アセトアミノフェン：肝障害など）オピオイドと作用機序が異なるため副作用がない限りオピオイドと併用する　有効限界あり

第一段階　　　**第二段階**　　　第三段階

鎮痛補助薬・放射線治療・神経ブロックなどは適応があればどの段階でも開始する

NSAIDs

「ロキソニン®は痛みに効く万能薬？」を参照 （➡p.87）。

アセトアミノフェン

点滴薬（アセリオ®）の登場で、さまざまな場面での使いやすさが向上した。解熱鎮痛作用はあるが、抗炎症作用はほとんどない。この点はNSAIDsと大きく異なる。NSAIDsに比べ、胃腸障害や腎障害は起こりにくいが、肝障害には要注意である。投与量が1,500mg/日を超える場合、また1日投与量が多くなる場合や継続使用する場合はより注意を要す。高齢者では、代謝過程で使われるグルタチオンの合成能が低下しているため、より肝障害が起こりやすく、低栄養状態や絶食期間が長くなることで肝障害が惹起されやすくなる。

神経障害性疼痛緩和薬

　神経障害性疼痛では第一選択薬のプレガバリン（リリカ®）、ミロガバリン（タリージェ®）がある。リリカ®は「末梢性」「中枢性」のどちらにも使えるが、タリージェ®は「末梢性」となっている。高齢者ではめまいや傾眠、ふらつきが起こるので要注意である。できれば、少量から開始して、これらの症状が出現しないか確認しながら増量する。いきなり通常量（クレアチニンクリアランス≧60mL／分は初期1回75mg 1日2回）を開始したくなるが、25mgから漸増がベターである。

抗てんかん薬や抗うつ薬、抗不安薬

　アミトリプチリン（トリプタノール®）は三環系抗うつ薬であり、神経障害性疼痛に対しても承認されている。低用量10mgから開始する。75mg以上で転倒、100mg以上で心臓突然死のリスクが上がる。QT延長による不整脈に要注意である。

　その点では、デュロキセチン（サインバルタ®）は不整脈のある患者さんではより使いやすい。糖尿病性神経障害に伴う疼痛や線維筋痛症による痛みに適応がある。こちらも低用量20mgから開始する。

オピオイド（非麻薬性／麻薬性）

　非麻薬性はペンタゾシン（ソセゴン®）、エプタゾシン（セダペイン®）、ブプレノルフィン（レペタン®・ノルスパン®）、トラマドール（トラマール®、ワントラム®、トラムセットン®（合剤））、麻薬性は多種多様存在する。

　それぞれ、錠剤、OD錠、座薬・注射・貼付薬と種類があるため、患者さんの状態に合わせて選択する。

　トラマドールは鎮痛効果に天井効果（投与量をある一定以上に増やしても、効果が頭打ちになること）がないため、用量依存的に鎮痛効果が得られる。しかし、1日の投与量が300mgを超える場合は、他剤の上乗せか、薬の変更が望ましい。

どうしても漫然投与になりやすい

　ここで難しいのが、痛みの客観評価である。血液検査のデータのように数値がはっきりと出るのとは異なり、痛みは患者さんの主観にかなりの部分が委ねられている。VASなど痛みの評価ツールはあるが、いずれにしてもその人にとっての感じ方であり、他の人と比較することができない。そして、痛みに対する考え、思いも患者さんの主観次第である。痛みはゼロではないが、残っていても日常生活を滞りなく送れればよしとするのか、そもそも痛みをゼロにしたいのか、など**患者さんごとの訴えを丁寧に聞く**必要がある。

　痛みが緩和してもその次にどうすべきか、鎮痛薬を継続投与でいいのか、減量するのか悩ましい。鎮痛薬を使っているから痛みが取れているという思いから現状維持の気持ちが働いてしまう。減量することでQOLを下げてしまっては本末転倒なので、減量する場合も丁寧に行う。**頓用薬を渡しておくと、安心感に繋がる。**

漫然投与にしないための工夫

　痛みは一般的にQOLを引き下げるので、できる限り改善してあげたい。痛み止めを開始するときは、見通しや起こりうることについて先に話しておく。例えば、痛み止めは即効性が期待される。だからといって、最初から高用量で始めると、折角のいい薬も副作用で拒否感が生じ、2度と使えないといったように結局患者さんの不利益になってしまう。塩梅が難しいが、効果がないからといってすぐに薬を変えるべきなのか、それとも最初はあくまでも薬に慣らすための用量であり、しばらく続け、増量して行くことで効果が期待できるのかなどの「見通し」を説明しておくことが、薬への理解を深める。

| **これがコツ！** | 漫然投与にならないように、
処方する際には事前に「見通し」を説明しておく。 |

非薬物療法…
言うは易し、行うは難し
～理想と現実の間～

「○○には、まずは非薬物療法を勧めよう、試してみよう」という本の見出しを見かけたり、フレーズを聞くことはよくある。理想としてはその通りで、できる限り非薬物療法を試してもらいたいと、おそらく多くの医療従事者は思っているのではないだろうか。しかし現実は、患者さんや家族が「はい、非薬物療法やってみます」と二つ返事で受け入れることはなかなかない。患者さんに何か症状がある場合、それをどうにかしてもらいたくて受診しているわけで、そこで「では生活習慣の改善と非薬物療法の開始を」と言われてもなかなか受け入れてはもらえない。

しかしながら、非薬物療法は有用なものもあり、推進していくべきである。では、どうするか。

・非薬物療法の重要性をまずしっかりと伝える。

・できない患者さんには無理に押し付けない、仕方ないと割り切る。

・興味を示してトライしてくれる患者さんには勧め、実践してもらう。

このような方法で上手くいくとは限らないし、失敗するかもしれない。そこは割り切ってしまっていいと思う。

非薬物療法とは何か

字のごとく、「薬物を使用しない治療方法」である。ストレッチ、筋トレ、リハビリテーションなどの運動療法や心理療法、生活習慣改善、ヨガ、認知行動療法……など、効果が実際に評価されているものから、眉唾ものの少し怪しいものまで、細かく分けると多種多彩に存在する。

非薬物療法が勧められる症状として、慢性疼痛、不眠、めまい・ふらつきの3つがある。

慢性的な痛みに対する非薬物療法

慢性疼痛とは

　国際疼痛学会により「治療に要すると期待される時間の枠を超えて持続する痛み、あるいは進行性の非がん性疼痛に基づく痛み」と定義されている（慢性疼痛治療ガイドライン）。ここでの「慢性」の期間の定義だが、はっきりしたものはなく、3〜6カ月以上持続するものと認識しておく。痛みが長期化すると、ストレスや抑うつ症状を認めることが多く、社会活動に影響が出ることで心理社会的要因も加わり、解決の糸口が掴めず、複雑化してしまうことが多い。

理解しておくべきこと

　痛みを訴える患者さんに対応するとき、まず**痛みは客観的な評価が難しいこと**を理解しておく。同じ痛みであっても感じ方は人それぞれである。患者さんの満足度が介入評価の指標となるため、生活の質（QOL）やADLの改善を第一と考える。「これだけ薬を出しているのだから、ある程度効果があっても良さそうだが……」といった医療従事者側の思いもわかるが、この根本を理解しておかないと、医療従事者−患者さん間で大きな溝が生まれてしまう。また、治療により痛みをゼロにしてもらえるという患者さん側の期待が大きいと、改善効果が少ない場合にも大きな溝が生じる。そのため、治療介入の際には強い痛みを中等度の痛みに軽減することをまず目標にするなど、段階的な目標設定を共有しておく必要がある。

具体的な方法

　腰痛・肩こりに対する非薬物療法として共通に推奨されているのは、運動療法である。

　腰痛については、画像所見などで器質的・構造的な変化や異常を認めないものが、80〜90％を占めているとされる。「腰痛診療ガイドライン2019」では、慢性腰痛における運動療法は推奨度1（行うことを強く推奨する）と紹介されている。しかし、腰痛の急性期では運動療法による効果ははっきりしておらず、強い推奨はされていないので注意が必要である。また、慢性腰痛には「このプログラム」といった画一的に決められ、強いエビデン

スをもったものがないというのが現状である。

　患者さんに勧めるときは、体幹筋力強化とストレッチを勧める。慢性的な痛みに効果を得るためには、根気よく継続する必要があることをまず伝える。具体的なものとしては、「腰痛体操」などで調べれば簡単にみつかるが、「これだけ体操®」（図1）というものが提案されており、簡単に手軽に初めてもらうものとして紹介するのはいいかもしれない。

図1　これだけ体操® (https://lbp4u.com/koredake/ より転載)

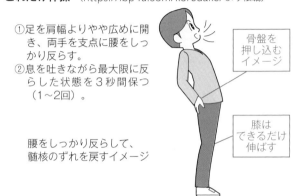

①足を肩幅よりやや広めに開き、両手を支点に腰をしっかり反らす。
②息を吐きながら最大限に反らした状態を3秒間保つ（1〜2回）。

腰をしっかり反らして、髄核のずれを戻すイメージ

骨盤を押し込むイメージ

膝はできるだけ伸ばす

　肩こりについては、診療ガイドラインはないが、肩周りのストレッチや体操が推奨される。一方で、理学療法士による関節モビライゼーションといった肩関節周囲のマッサージやストレッチの有効性も認められている。

プラセボも馬鹿にできない

　効果のある成分が入っていない薬を服用しても、飲んだ人が「効果がある」と思い込むことで、症状の改善が得られることをプラセボ効果という。

　プラセボは、薬の治療効果をしっかりと評価できなくさせてしまうというネガティブな面があるが、疼痛コントロールなど客観評価が難しい患者さん主観の症状に上手く活用することもできる。プラセボと患者さんが知ったうえで患者さんにプラセボ薬を投与しても効果が認められたり、客観的指標では改善が乏しかったにもかかわらず、患者さんの主観評価では実薬とプラセボ薬であまり差がなかったり、といくつかの研究が発表になっている。

　プラセボ効果によって、慢性疼痛の14〜26%は痛みが半減するといっ

た報告もある。また、高価な薬のほうが安価な薬よりも、1回1錠よりも2錠、白い錠剤よりも色付きの錠剤が、それぞれ治療効果が大きいというプラセボの法則がある。

不眠に対する非薬物療法

　睡眠に関しては、人それぞれさまざまな考えやこだわり、非科学的なものなどが混在しているのが現状である。それは、患者さんだけでなく、医療従事者間においても統一されていない。非薬物療法として、最も効果的なのは、睡眠に関する正しい知識と習慣を伝えることであると考える。最も簡便にまとまっているものとして、有効活用できるのが「睡眠障害対処12の指針」である →p.129。

　これらを意識し、生活を見直し、取り入れることができれば、それだけで改善が望まれる例がたくさんあるだろう。特に高齢者では、当てはまるものが多いのではないだろうか。固定観念やこだわりを上手く修正できるかが肝となる。

睡眠時間は人それぞれ、日中の眠気で困らなければ十分

　歳を取れば生理的に睡眠時間は短くなる。また、十分な睡眠時間というものは人それぞれである。何時間は絶対に寝たい、7時間寝ないと健康によくないと、時間へのこだわりが強い場合が多い。

眠たくなってから床に就く、就寝時刻にこだわり過ぎない

　夕食後特にやることがないので、早い時間から布団に入ってしまう。布団の中で、眠れず過ごす時間が長くなり、いろいろなことを考えてしまい、余計に眠れなくなってしまう。

昼寝をするなら、15時前の20〜30分

　午後気付かぬうちに椅子に腰掛けたまま眠ってしまっている。ただ、自分では寝たつもりはなく、寝るというのは布団に入ってすることなので、「ついうとうとした」は睡眠時間にカウントしていない。

めまい・ふらつきに対する非薬物療法

　人は日常生活において、目からの視覚情報、耳の平衡機能、四肢や体からの位置情報を脳が無意識に処理し、体のバランスを整えている。それによって、平衡感覚は保たれ、めまいや浮遊感、ふらつきを感じることはない。しかし、そのどこかに異常が生じると、めまい・ふらつきを感じることになる。

　高齢になると、視機能・耳機能・四肢筋力などが低下するため、「加齢による平衡感覚障害＝加齢性（老人性）平衡感覚障害」が起こりやすくなる。そのため、高齢者の年間のめまい有病率は、若年者と比べ約3〜4倍もあるといわれているが、有効な薬物療法や手術などはなく、前庭機能障害へのリハビリテーションと、四肢筋力増強のためのリハビリテーションが有効であるとされる。

　めまいやふらつきが生じると、転倒が怖くなり、リハビリテーションや運動に積極的になれず、外出もままならず、筋力低下が進んでしまうといった悪循環に陥ってしまう患者さんをみかけることがある。めまい・ふらつき症状 → 転倒の恐怖 → リハビリや運動・外出をせず引きこもる → 筋力低下 → 寝たきり、というような悪循環を防がなくてはならない。できる限りリハビリテーションや運動を勧めることが、その後のADLに大きく寄与する。

　リハビリテーションの大きな目的は、視覚などの情報に対して、体の感覚を慣れさせるということが大きな目的となる。決して根治治療ではないが有効であると言われている。

|これがコツ！|　慢性疼痛、不眠、めまい・ふらつきには非薬物療法が有効なので、積極的に勧め、実践してもらう。しかし、できない患者さんには無理に押し付けない。

Ⅳ

チームで
ポリファーマシーを
解決する！

患者さんに
本心を語ってもらうには
～コミュニケーションの秘訣～

大丈夫です！
（本当は大丈夫じゃないけど）

（外来にて）

医師「体調はいかがですか、風邪などひいていませんか」

患者さん「大丈夫です。可もなく不可もなくって感じですけど」

医師「そうですか、薬は飲めていますか」

患者さん「はい、飲めています。この前新しく始まった薬も大丈夫そう
です」

医師「よかったです。では、引き続きお薬処方しておきますね」

　よくある診察室の光景である。ただ、この後待合室や薬局でこんな会話
が……。

（待合室にて）

患者さん「薬が多くて困っちゃうよ、薬だけでお腹いっぱいになっちゃ
う。おまけに食事の前と後に飲まないといけないでしょ。薬飲むこと
ばっかり考えなくちゃいけないみたいだし、そんなことばかり考えて
いるとご飯も美味しくないんだよね。あっ、先生に聞こえちゃうかな」

看護師「先生に直接話したらいいじゃないですか。薬多いからどうにか
ならないかって」

患者さん「だって忙しそうだし、いざ診察室に入って先生と向かい合う
と、なかなか話しにくいんだよね」

（薬局にて）

患者さん「この前新しく処方された食事の前に飲む薬なんだけれど、なかなか習慣にできなくてね、つい忘れちゃうことが多いんだよね。だから余っている分があるから、今回持って帰る分は少なくしてもらいたいんだ」

薬剤師「やはり食事の前は飲み忘れることが多いですか」

患者さん「薬は何か食べた後って頭に刷り込まれてて、つい忘れちゃうんだよね。あと、外食とかみんなで食べる時に、食前に薬って飲みにくいんだよね」

薬剤師「先生に伝えてみましたか」

患者さん「先生もいろいろ考えて処方してくれてるわけでしょ。なのに、食前は飲めないとかどうにかしてくれって言いにくいし、なんか申し訳ないじゃない」

「診察室で、医師に面と向かって、薬について訴えることが難しい」と感じている患者さんも一定数いる。一方で、患者さんは看護師や薬剤師、そのほか施設職員や訪問看護師など「医師以外」に、薬に対する素直な思いを伝えることも多い。医師は「自分は患者さんの訴えを聞いている」と思っているかもしれないが、患者さんは診察室では医師に対して率直に思いを伝えられないものである。患者さんの病気に対する捉え方や、治療への不安などがないか、医師はできるかぎり耳を傾けるべきだが、多くの患者さんの診察や検査や手術など予定が組まれているなかで、十分に時間が確保できないことも多い。

このようなことが積み重なると、医師と患者さんとのコミュニケーションは不足し、医療の質が低下してしまう。これを防ぐためには、**患者さんとの会話でちょっとした工夫をする**ことが有効である。また、医師1人で抱え込まずに、**ほかの医療従事者を巻き込む**ことも大切である。患者さんをみんなで支えるという姿勢が、患者さんの満足度を上げることにつながる。具体的にはどうするべきか、そのコツを考えてみようと思う。

「はい/いいえ」で終わる質問ではなく、患者さんから言葉を引き出す質問を挟む

　　患者さん自身に患者さんの言葉で話してもらうことがねらいである。

「（データなどを見ながら）前回の外来から、生活のなかで気をつけたことなどありますか」

「肝臓の数値が改善していますが、具体的に何か注意したことはありますか」

「HbA1cが上昇傾向ですが、生活のなかで何か変わったことはありますか。悪くなった原因だと感じていることはありますか」

　　このような質問をすれば、患者さんは自分の考えや気持ちを語ってくれるだろう。

患者さんの訴えに共感する

　　患者さんの「先月急にお腹が痛くなって、救急車で運ばれたんですよ。尿管結石って言われて、あんなに痛いのは初めてでした」というような言葉に対し、「そうだったんですか」だけで終わらせていないだろうか。「それは大変でしたね」「人生で最も痛い痛みの一つと言われていますよ」など、共感の一言をプラスしよう。それだけで患者さんは「自分の気持ちをわかってくれている」と感じてくれるだろう（ただし、大袈裟にやると逆効果なので注意したい）。

何気ない雑談をカルテに記載しておき、次の外来などでそれを挟む

　　「この前、お話しされていて、楽しみにされていたお孫さんの発表会、どうでしたか」

　　何気ない会話を覚えていてくれると、自分に興味をもってくれたと思い、相手は好感を抱くものである。医師と患者さんの間であっても、このような会話が効果を発揮してくれる。

患者さんの名前で話しかける

「〇〇さんの場合は……」「〇〇さんの検査結果は……」と、会話や説明のなかで患者さんの名前を呼ぼう。心理学では、「自分の名前」が1番心地のいい言葉だと言われている。名前を呼ぶことで、好意的な感情を無意識に抱いてもらうことが期待できる。

診察前後で、看護師などに患者さんに話しかけてもらう

診察前であれば、ある程度の受診理由や最近困っていることなどを引き出してもらっておく。診察後であれば、外来で説明したことの補完や不安の解消などをお願いする。あらゆる方向から患者さんの訴えを拾い上げ、お互いにフィードバックを受けられるような環境作りをしておくことが大切である。

医師より他職種のほうが話しやすいと感じている患者さんは相当数いるため、医師は患者さんを取り巻くさまざまな職種からの話に耳を傾け、意見を受け入れる姿勢でいたい。他職種が書き込めるようにカルテを統一したり、訪問看護師からの報告書などにさっとでもいいから目を通したりすることが大切だ。医師が診察室だけでは得られなかった情報が得られるだろう。

逆ももちろんあるかもしれない。医師だからこそ患者さんが質問してきたり、相談してきたりすることがあるはずだ。それをカルテに記載しておけば、患者さんの考えや思いを多職種で共有できる。

決して医師が1人で治療するのではない。患者さんを中心に他職種の力を借りて、みんなで患者さんを支えることが求められる。ときには家族から、ときにはケアマネジャーから、ときにはリハビリテーションの先生から。

ポリファーマシー解消にはチームで挑む！　これが理想である。

|これがコツ！|　ちょっとしたコミュニケーションの工夫が、
患者さん満足度を大幅アップする！

ポリファーマシー解決のための重要な存在！薬剤師を仲間にしよう

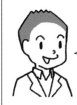

「忙しいから後にして」なんて言っていませんか？

薬剤師の重要な役割

　ポリファーマシーは患者さんを中心とした多職種チームで望むのが理想の形である。なかでも、薬剤師の存在は大きく、欠かすことができない。薬剤師は患者さんに飲み方や注意点、薬の副作用・相互作用などについて説明し、患者さんの薬についての悩みを聞き、薬の必要性をしっかりと説明してくれる。

「実は症状が出たときにだけ飲んでいる」

「先生はたくさん薬を出してくれるけど、実際、私にはこんなに薬がいるの？　どうにかならないかしら」

「薬をこんなに飲まされて、逆に体に悪くないか心配」

など、患者さんにはさまざまな悩みがあるだろう。

　一方で、複数の医療機関や医師にかかっている患者さんについて、薬剤師が「同じような薬が重複して処方されているな」「患者さんはもう症状がなくなっていると言っているのに、継続処方されているな」など、処方そのものに関する疑問を感じていることも少なくないのではないだろうか（私自身、入院患者さんのお薬手帳を見て、疑問に思う処方のこともある）。

理想と現実

　医師は処方箋を発行する「処方箋交付義務」という独占業務をもっている。薬剤師は、処方箋に基づいて医薬品を揃え、患者さんに交付する「調剤」という独占業務をもっている。しかし、どちらか一方だけでは、患者さんに薬を届けることができない（一部例外として、医師が自分で発行した処方箋については調剤が可能である）。

　医師と薬剤師が、お互いに顔がわかる、話もできる、患者さんの状態を考えて処方内容に対して吟味できる、というのが理想的な環境である。ただ現実には、そんな恵まれた環境はないと多くの方から言われてしまうかもしれない。薬剤師は、医師との間に壁を感じていることも多いのではないだろうか。

疑義照会が壁を作っている!?

　疑義照会は薬剤師法 第24条によって義務付けられている薬剤師の重要な責務である。「薬剤師は、処方箋中に疑わしい点があるときは、その処方箋を交付した医師、歯科医師又は獣医師に問い合わせ、その疑わしい点を確かめた後でなければ、これによって調剤してはならない」とある。薬剤師はもちろん知っていることだと思うが、処方する側の医師のほうはどうだろうか。

　忙しい外来で、ほかの患者さんを診察したり、処置を行ったりしているところに電話がかかってきて、診察を終えた患者さんの処方箋のことを問われたり訂正を求められたりしても、急に切り替えて対応できないこともあるだろう。言葉や態度が乱暴になっていること（「忙しいから後にして」「なんで今なんですか」など）もあるのではないだろうか。

　私自身もそのような経験が思い出され、薬剤師に大変申し訳ない気持ちになる。元はと言えば、疑義照会になる処方箋を発行した医師が反省すべきなのである。薬剤師は薬剤師としての業務を行っただけなのに、後味が悪い感じになってしまうと、医師と薬剤師の関係性はどんどん悪くなってしまう。

ヒューマンエラーは防ぎきれない

　医師は処方箋を発行するときに、ヒューマンエラー（処方ミス）が起こりやすいと自覚しておくべきである。次回の外来までの日数が毎回異なっていたり、患者さんが「残薬があるので今回は減らして処方してください」と訴えてきたり、新しい薬が始まって、今までの薬は中止すべきだったり、さまざまなシチュエーションでのミスが考えられる。

　疑義照会をされると、医師は間違いを指摘されたように思い、怒りモードに傾いてしまうかもしれない。敵対的な言葉や態度が出てしまう前に一息つき、「**ミスはつきもの、むしろそれを正してくれてありがとう**」と思考チェンジしてから電話に出るように心がけるとよいと思う。前述したように、医師の処方箋と薬剤師の調剤が揃って、患者さんに薬が届くのである。ミスがそのままにされれば、不幸になるのは患者さんである。

疑義照会をスムーズに進めるために

　まず医師は、疑義照会が薬剤師の重要な仕事であると認識する。そして、間違いを指摘されたと感じるのではなく、ヒューマンエラーは誰にでも起きるので、患者さんに間違わずに薬が届けられたと前向きに捉える。

　薬剤師はできる限り話を端的にまとめ、間違えたのは医師だが、その雰囲気は出さずに話を進める。疑義照会では、薬剤師側は事前の準備ができるが、医師側は突然突き付けられる形になるので、その辺りも上手くいかない原因かもしれない。併用禁忌の疑義照会では、代替薬の案を事前に考えておくとよいだろう。

　このようなことは、心がけさえすれば、すぐに実行できそうである。

医師と薬剤師のコミュニケーションに、患者さんに一役買ってもらう！「お薬手帳」を活用する！

　医師と薬剤師のコミュニケーションに、「お薬手帳」をうまく活用したい。

　薬剤師には薬についていろいろ訴えている患者さんも、医師にはなかなか上手く話せないということはよくある。薬剤師が「お薬手帳」に患者さんの訴えや残薬などを簡単に記載しておく。患者さんは医師に言葉で言えな

くても、医師に「お薬手帳」を差し出し、「これを見てもらえますか？」ということはできるだろう。

医師側も「お薬手帳」を差し出されたら、受け取って見るだろう。普段は受け取ることのなかった患者さんの思いに触れることができると、処方が変わるかもしれない。また、医師が中止を検討したいと思っていた薬が、実は患者さんもあまり飲んでいなかったなどということがわかるかもしれない。

患者さんがもっている「お薬手帳」を、医師と薬剤師と患者さんのコミュニケーション伝達手段として有効活用できればと期待する。

お薬手帳を活用したやりとり

図1　実際のお薬手帳（例）

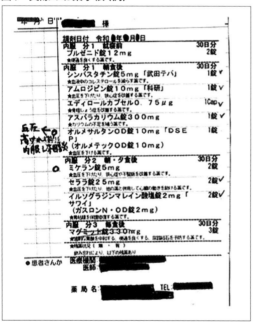

降圧薬調整のため○印の２剤は今日から中止し、もし血圧が高くなるようなら「オルメサルタンは再開」と患者さんへ指示し、お薬手帳に記載した（図1）。

| これがコツ！ | 医師・薬剤師・患者さんのコミュニケーションは、心がけしだいでうまくいく！

お薬手帳を
最大限に活かす方法

お薬手帳？　うちにあります

（外来にて）

医師「定期的に飲んでいる薬や、ほかの病院や診療所でもらっている薬はありますか」

患者さん「ああ、あります。えっと、血圧の薬が白いのを2粒、朝。それから最近眠れなくて睡眠薬を眠る前に。それも白いわ、1粒。あと腰が痛くて、ときどき痛み止めを胃薬と一緒に飲むようにって、整形外科でもらっています」

医師「薬の種類や名前はわかりますか？」

患者さん「わからないです。血圧の白い薬ですよ、先生。わからないですか？」

医師「そうですね、白い薬はたくさんありますし、血圧の薬も種類が多いですから。お薬手帳をもっていますか？」

患者さん「あれね、家の薬箱の中に入れています。今日は持ってきていないです」

医師「そうですか。スマホで薬の写真を撮っていませんか？」

患者さん「撮ったかも……（スマホを調べている）。これです、こんな感じです」

お薬手帳のメリット

お薬手帳のメリットを**表1**にまとめる。お薬手帳は、患者さんにとっても、「受診時に必ず持っていくもの」として浸透してきている印象がある。実際に2020年度の内閣府の世論調査では、お薬手帳を利用していると答えた割合は71.1%となっている。年齢別の内訳をみると、年齢が上がるほど利用率は高くなっている（70歳以上では84.6%が利用している）。高齢になれば病気になるリスクも増えて医療機関への受診頻度が増えるという理由とともに、高齢者においても意識が高まっていることが伺える。

電子版お薬手帳はどうか

厚生労働省は電子版お薬手帳（アプリ）への移行を推進している。スマホは常に持ち歩いているので、自宅に忘れる心配もなく便利である。アプリが煩わしい人でも、処方箋や薬をもらったら写真を一枚撮っておくなどしてスマホに記録しておくと、冒頭の患者さんのように役立つ場面がある。また今後、保険証に病院受診歴・処方歴などが紐づけられれば、さらに便利になるだろう。

しかしながら、現段階では、患者さんにお薬手帳を持ってきてもらうのが1番いいと感じる。スマホ管理の弱点としては、

・充電がなくなるとどうにもならない

・スマホのセキュリティ管理により、いざという緊急事態にロックが解除できない

ことである。実際に、救急搬送された患者さんで、スマホはあるけれど、スマホのセキュリティによって重要な情報に辿り着けないという場面に遭遇したことがある。災害時はお薬手帳の有用性がより高くなる。保険証とお薬手帳は一緒に保管しておくべきである。

表1　お薬手帳のメリット

医療従事者側	・処方内容からある程度の既往歴や治療法の推定ができる。 ・アレルギー歴がわかる。 ・かかりつけ医療機関がわかるので、効率よく診療情報を得ることができる。
患者さん側	・急に体調が悪くなり、普段受診していない病院を受診したり、救急搬送されたりした場合、医師に効率よく診療情報を伝えることができる。 ・薬の重複を避けることができる。 ・地震など大災害が起きた際に、必要な薬がすぐにわかる。

お薬手帳の活用法

　　お薬手帳を、処方内容を貼るだけのシール帳にしてしまうのではなく、一歩進んだ形で活用する方法として、患者さんにぜひ勧めてもらいたい方法がある。お薬手帳の余白部分に

・**薬の処方の理由**

・**そのときの症状や検査データ**

・**思ったこと**

をメモしてもらうのである。受診歴や通院歴を振り返れるようにカスタマイズしてもらおう。人はどうしても忘れる生き物なので、「絶対に忘れない」と心に誓っても、やっぱり時間が経つと忘れてしまう。「なぜこの薬が始まったのかわからない」が漫然投与につながることを防ぐためにも、**患者さんに主体的に情報を管理してもらおう。**

お薬手帳を活用したやりとり

図1　実際のお薬手帳（例）

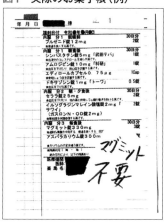

　　患者さんから医師・薬剤師へ伝え忘れないようにお薬手帳に「マグミット不要」と書いたふせんを貼って指示したもの（図1）。

| **これがコツ！** | お薬手帳は紙が便利！
患者さんに合わせたカスタマイズも可能！

CASE FILE

薬剤性意識障害

患者背景	88歳女性。社会生活歴：施設入所中、ADL：ほぼ自立、服薬管理は施設職員
主　訴	意識レベルの低下
現病歴	最近施設内やデイサービスで苛立ちや怒りっぽさが見られるようになっていた。施設職員が往診医に相談したところ、ハロペリドール（セレネース®）0.75mg 2錠2× 朝夕が追加された。怒りっぽさはなくなったが、むしろ反応が低下し、最終的に意識障害として、救急搬送された
既往歴	高血圧、骨粗鬆症、胃潰瘍
内服薬	・アムロジピン（アムロジン®）血管拡張薬・降圧薬 5mg 1錠1× 朝 ・エルデカルシトール（エディロール®）ビタミンD剤 0.75µg 1カプセル 1× 朝 ・リセドロン酸（ベネット®/アクトネル®）骨粗鬆症治療薬 17.5mg 1錠 毎週月曜日 ・プロメタジン（ヒベルナ®）抗ヒスタミン薬（第一世代）25mg 3錠3× 朝昼夕 ・スルピリド（ドグマチール®）抗うつ薬／消化性潰瘍治療薬 50mg 3錠3× 朝昼夕 ・フルニトラゼパム（サイレース®）BZ系睡眠薬（中間型）1mg 1錠1× 就寝前 ・ハロペリドール（セレネース®）抗精神病薬 0.75mg 2錠2× 朝夕
身体所見	意識レベルJCS II-10、血圧110/76mmHg、脈76/分、体温36.1℃、呼吸12/分、SpO$_2$ 95% room、身長146cm、体重38kg、BMI 17.8
血液検査	肝機能・腎機能　正常範囲
画像所見	頭部CTで有意所見なし

問題点：抗コリン薬・鎮静系薬剤の重複

　　　　施設入所時に処方された薬は、入所後も**Do処方**されていた。現在の処方にどのようにして至ったのか、1剤1剤の処方理由が不明であった。

　　　　今回は苛立ちや怒りっぽさが増強したということで、鎮静系の薬である

ハロペリドールが処方された。結果として、**ハロペリドールの抗コリン作用が加わり、意識レベルの低下に繋がってしまった。**

薬剤師の視点

- 全体的に鎮静リスクのある＝**過鎮静**を引き起こす可能性のある薬剤が多いにもかかわらず、ハロペリドールを追加するのはさらに状況を悪化させてしまう可能性がある。
- 定期薬処方時点で、内服薬の見直しがなされるべきであった。高齢者における抗コリン作用薬の使用は、不定愁訴（目が霞む、ふらつき、排尿困難、唾液分泌減少、便秘などの消化器症状など）の原因となるため、できる限りの減薬や中止が望ましい。
- 処方理由がはっきりしないものもあるため、医師と連携を図り調整することが望ましいが、思ったように進まないことも多々ある。

もう少し詳細に処方をレビュー

ヒベルナ®：第一世代抗ヒスタミン薬の使用について

- 第一世代抗ヒスタミン薬は、**中枢神経抑制作用が強く**、過鎮静、日中の眠気、認知機能障害が副作用として現れる可能性があり、高齢者ではせん妄リスクを上げる。
- 抗コリン作用があり、前立腺肥大や閉塞隅角緑内障には禁忌となっており、口渇・尿閉・便秘など抗コリン作用による副作用に要注意である。
- 一方で、第二世代抗ヒスタミン薬は第一世代に比べて中枢神経系副作用や抗コリン作用も少ない。

スルピリド：抗うつ薬／消化性潰瘍治療薬

- うつ病に対してだけでなく、潰瘍治癒を期待して処方されていることもある。どちらにしても、錐体外路症状出現のリスクがあり、**高齢者に対しての使用はできる限り控える**のが望ましい。
- もし、潰瘍治癒を期待して処方しているのであれば、近年は症状に合わせた**プロトンポンプ阻害薬（PPI）オンデマンド療法**を利用するなどの方法もあり、リスクを冒してまでスルピリドを処方しなければいけない理由は少ないのではないだろうか。

経過

　　意識障害の原因として、血液検査、尿検査、画像所見では有意なものはなかったため、薬剤性を疑った。通常は、抗コリン薬の急な断薬は反跳性の不眠や不穏に繋がるが、今回は意識障害を呈していたため薬は全面中止とし、経過をみた。

　　徐々に意識は回復したものの、認知症が疑われた。精査したところ認知症の診断となり、苛立ちや怒りっぽさは認知症周辺症状の1つだったと考えられた。

　　リハビリテーションなどでも苛立ちや怒りっぽさがみられたため、抑肝散3P 3×を開始し、比較的穏やかに過ごせるようになった。睡眠リズムを整えるためリハビリテーション介入を継続し、ラメルテオン（ロゼレム®）8mg 就寝前を開始した。約1カ月の入院期間を経て、施設に戻ったが、以前よりも穏やかに過ごせるようになった。

薬はこうなった

- ・アムロジピン（アムロジン®）血管拡張薬・降圧薬 5mg 1錠1× 朝
- ・エルデカルシトール（エディロール®）ビタミンD剤 0.75μg 1カプセル1× 朝
- ・リセドロン酸（ベネット®/アクトネル®）骨粗鬆症治療薬 17.5mg 1錠 毎週月曜日
- ・プロメタジン（ヒベルナ®）抗ヒスタミン薬（第一世代）25mg 3錠3× 朝昼夕
- ・スルピリド（ドグマチール®）抗うつ薬／消化性潰瘍治療薬 50mg 3錠3× 朝昼夕
- ・フルニトラゼパム（サイレース®）BZ系睡眠薬（中間型）1mg 1錠1× 就寝前
- ・ハロペリドール（セレネース®）抗精神病薬 0.75mg 2錠2× 朝夕

こうなった

- ・アムロジピン（アムロジン®）血管拡張薬・降圧薬 5mg 1錠1× 朝
- ・エルデカルシトール（エディロール®）ビタミンD剤 0.75μg 1カプセル1× 朝
- ・リセドロン酸（ベネット®/アクトネル®）骨粗鬆症治療 17.5mg 1錠 毎週月曜日
- ・抑肝散3P 3× 朝昼夕
- ・ラメルテオン（ロゼレム®）睡眠薬（メラトニン受容体作動薬）8mg 就寝前

｜ 介入のポイント ｜

処方を見直す。Do処方をしない

　Do処方であっても（本来はすべきでないが）、処方医はある程度の処方内容を確認し、患者さんの状態を把握しておく必要がある。患者さんの状態はいつも変化している。人は歳を取るので、生理的にも各種臓器の機能は低下する。一度立ち止まって、処方と状態があっているか意識しよう。何回か意識的に行ううちに、処方の違和感（効果が重複していないか？）を感じるようになれる。

現在の処方薬をまず確認。追加だけでなく、減薬も考える

　なぜその症状が出ているのか、立ち止まって考える。対症療法ではどうしても薬の追加・足し算になってしまうし、すべてを乗り切ることは当然できない。原因へのアプローチを行わない限り、どこかで行き詰まる。

　薬の減薬や、環境整備で改善できることもある。患者さんに漫然と1日を過ごさせるのではなく、リハビリテーションなどで日中と夜間のメリハリをつけてもらう、朝になったらカーテンを開けて日の光を浴びてもらう、などを試みたい。

V

CASE
FILE

入院で良くなる糖尿病

患者背景	84歳女性。社会生活歴：独居、ADL：ほぼ自立、HDS-R 22点
主 訴	糖尿病コントロール、HbA1cの悪化
現 病 歴	糖尿病薬で治療されていたが、最近血糖コントロールが悪化した。他院から糖尿病治療再考の依頼があり、糖尿病教育入院を行うこととなった
既 往 歴	高血圧、脂質異常症、腰部脊柱管狭窄症
内 服 薬	・リナグリプチン(トラゼンタ®)糖尿病治療薬(DPP4阻害薬) 5mg 1錠1× 朝 ・メトホルミン(メトグルコ®)糖尿病治療薬(ビグアナイド薬) 500mg 2錠2× 朝夕 ・ミチグリニド・ボグリボース(グルベス®)配合錠　糖尿病治療薬(速攻型インスリン分泌促進薬・αGIの合剤) 3錠3× 各食直前 ・グリメピリド(アマリール®)糖尿病治療薬(スルホニル尿素薬) 1mg 2錠2× 朝 ・アムロジピン(アムロジン®)血管拡張薬・降圧薬 5mg 1錠1× 朝 ・オルメサルタン(オルメテック®)降圧薬 20mg 1錠1× 朝 ・ロスバスタチン(クレストール®)脂質異常症治療薬 2.5mg 1錠1× 朝 ・メコバラミン(メチコバール®)ビタミンB_{12}剤 500μg 3錠3× 朝昼夕
身体所見	意識レベル清明、血圧125/76mmHg、脈62/分、体温36.3℃、呼吸10/分、SpO_2 95% room、身長153cm、体重55.7kg、BMI 23.8
血液検査	BUN 17.8mg/dL、Cre 0.97mg/dL、eGFR 41.6mL/min/1.73m²(Ccr(CG式) 38.0mL/min)、HbA1c 9.2%、血糖値 198mg/dL

問題点：服薬アドヒアランスの低下、生活環境の立て直し、介入

　　糖尿病治療の目標は「健康な人と変わらない日常生活の質(QOL)の維持、健康な人と変わらない寿命の確保」である[1]。最近は高齢者糖尿病も増えている。①認知機能、②ADL、③併存疾患から患者さんをカテゴリー分けし、重症低血糖が危惧される薬を使っているかを加味して、目標HbA1c

が設定されている。重症低血糖が危惧される薬を使っている場合は、下限値が併記されており、厳格なコントロールは慎むべきである。

　高齢者といっても年齢だけで分けることは難しく、介入方法や治療目標は個別に選択する必要性が出てくる。糖尿病はもはやコモンディジーズ（日常的に高頻度に遭遇する有病率の高い疾患）である。昔の治療のままで、低血糖の危機に晒すことやアドヒアランスを考えない処方をすることはご法度である。

高齢独居であり、生活の全容を把握することが難しい

　いつどんな食事を食べているのか、間食はどうか、薬を飲めているのか、など患者さんからの聴取には限界がある。家族や同居人がいれば、客観的に状況を把握することができるが、そうでない場合も多い。介護申請を行い、訪問看護を週1回でも入れることができれば、生活環境の把握をすることができる。もちろん訪問診療を入れるという方法もなくはない。

高齢者の糖尿病コントロールは食事制限すればいいということではない

　65歳以上の場合はフレイル・サルコペニアの予防のため、BMI 22～25を目標体重となっている。以前のようにBMI22を意識して食事制限を厳しくする必要はない。むしろしっかり食べて、しっかり動く、しっかり内服、が正しい姿である。

薬剤師の視点

- なぜ、血糖コントロールが悪化したのか、その原因究明が重要である。薬剤師として考えるポイントは、服薬アドヒアランスの低下、食事管理の不徹底（食事療法ができる認知機能かどうか）、インスリンの分泌低下や分泌障害を引き起こす原因があるか、などである。
- 用法がバラバラな処方薬は自己管理不良の原因となるため、できる限り服薬回数を少なくできないか検討したい。

もう少し詳細に処方をレビュー

ミチグリニド・ボグリボース配合錠とグリメピリドの併用について
- グリニドは速攻型インスリン分泌促進薬、グリメピリドもインスリン分泌促進薬である。効果がほぼ同じ薬を併用しており、低血糖のリスクにもなる。

- 本症例ではグリニドは配合薬として処方されており、効果がほぼ同一の薬が処方されていることに気付いていない可能性もある。薬の名称からは想定しにくいため、配合薬処方時は成分の確認を必ず行いたい。

メコバラミン：ビタミンB₁₂剤

- 内服によって症状が改善しているか評価を行い、継続か中止を判断したい。
- 本症例では糖尿病薬でのアドヒアランス低下が疑われ、処方通り（3錠 3×で）内服できないのであれば、薬剤数を減らすうえでも中止検討の最上位に上がる。

ロスバスタチン：脂質異常症治療薬

- 75歳以上の高齢者の脂質管理について、何歳まで厳格に管理すべきか、はっきりとしたエビデンスはない。併発疾患やADLなど、脂質異常症だけにこだわらず、一度要不要を検討する必要性がある。

経過

　　入院中の食事は目標体重から1,600kcalとした。高齢者の目標BMIの範囲内（BMI 23.8）であったため、現体重に対して、ADL自立のため約30kcal/kgとして、1日の目標カロリーとした。3食で服薬管理がなされたためか、血糖値はすぐに落ち着いた。最近の血糖コントロールの悪化は独居による服薬アドヒアランスの低下、間食の増加などが原因として考えられた。しかし、このまま退院しては、元に戻ってしまうことが懸念されたため、介護保険申請を行って訪問看護を週1回入れることとした。糖尿病治療として1週間に1度のGLP-1受容体作動薬の注射を導入し、そのほかの服薬に関しては、1日1回に集約することにした。

薬はこうなった

・リナグリプチン（トラゼンタ®）糖尿病治療薬（DPP4阻害薬）5mg 1錠1× 朝
・メトホルミン（メトグルコ®）糖尿病治療薬（ビグアナイド薬）500mg 2錠2× 朝夕
・ミチグリニド・ボグリボース（グルベス®）配合錠　糖尿病治療薬（速攻型インスリン分泌
　促進薬・α GIの合剤）3錠3× 各食直前
・グリメピリド（アマリール®）糖尿病治療薬（スルホニル尿素薬）1mg 2錠2× 朝
・アムロジピン（アムロジン®）血管拡張薬・降圧薬 5mg 1錠1× 朝
・オルメサルタン（オルメテック®）降圧薬 20mg 1錠1× 朝
・ロスバスタチン（クレストール®）脂質異常症治療薬 2.5mg 1錠1× 朝
・メコバラミン（メチコバール®）ビタミンB12剤 500μg 3錠3× 朝昼夕

今回は糖尿病治療薬のみの介入となった。
・セマグルチド（オゼンピック®）糖尿病治療薬（GLP-1受容体作動薬）0.25mg（今後増量
　予定）週1回水曜日＊
・メトホルミン（メトグルコ®）糖尿病治療薬（ビグアナイド薬）500mg 1錠1× 朝
・グリメピリド（アマリール®）糖尿病治療薬（スルホニル尿素薬）0.5mg 1錠1× 朝
　（オゼンピック®の増量でHbA1cが良好であれば、中止の予定）
・アムロジピン（アムロジン®）血管拡張薬・降圧薬 5mg 1錠1× 朝
・オルメサルタン（オルメテック®）降圧薬 20mg 1錠1× 朝
・ロスバスタチン（クレストール®）脂質異常症治療薬 2.5mg 1錠1× 朝
・メコバラミン（メチコバール®）ビタミンB12剤 500μg 3錠3× 朝昼夕

＊GLP-1受容体作動薬は、セマグルチド（オゼンピック®、リベルサス®）とデュラグルチ
　ド（トルリシティ®）があるが、前者は体重減少の効果が強いため、高齢で元々痩せている
　患者さんの場合には後者の方がいいこともある。

| 介入のポイント |

第三者を入れることで見えてくるものがある

　目の前の患者さんの日常生活がどんなものか、どんな家に誰と住み、食事はどのようなものを食べているか、朝は何時に起きて就寝時間は何時か、などについて、どのくらい知っているだろうか？　病院や診療所の診察室での姿はほんの一瞬を捉えているに過ぎない。糖尿病の食事生活指導をいくらしても、ちょっと手を伸ばせばおやつが机の上に置いてあったり、ほとんど動かなくとも座ったままいろいろと済ませられるようにリモコンが近くに置かれ、歩くのはトイレに行くときだけといった生活環境かもしれない。

　訪問診療を行えば状態を把握でき、改善方法を提案できる可能性がある。自分が行くことが難しければ、訪問看護や薬剤師訪問を入れることで、生活環境にマッチした治療選択ができる。もちろん生活を隈なく知ることは難しいが、できる限り知ろうとする姿勢が今後はより求められるだろう。

高齢者といえども糖尿病のコントロールをある程度に管理する

　高齢者では、治療薬によってコントロール目標は変わる。インスリンやSU薬を使っている場合は下げ過ぎて低血糖とならないように、下限が設けられている。一度でも低血糖を起こすと認知機能障害のリスクが上がるなど命に関わる場合もあるため、要注意である。一方で、高血糖状態が続くとインスリンが効かなくなる（インスリン抵抗性）状況に陥り、さらなる高血糖を招くという悪循環に陥る。最悪の場合、糖尿病性ケトアシドーシスや高血糖高浸透圧症候群となってしまう。

　血糖値には、食事内容や服薬アドヒアランスが大きく関わってくるため、処方するだけでなく、患者さんの状況（食前薬としてしっかり飲めるのか、食事内容をある程度守れるかなど）をよく検討し、治療選択する必要がある。

文献

1）日本糖尿病学会 , 編著 . 糖尿病治療ガイド 2020-2021. 日本；文光堂；2020.

CASE ❸

マルチモビディティ

患者背景	86歳女性。社会生活歴：独居、要支援2、ADL：ほぼ自立、HDS-R 22点
主 訴	薬が多いからどうにかならないか。整形外科の薬は飲んでおきたい
現 病 歴	肺線維症が増悪し、ステロイドが高用量投与され、その後10mgで維持されている。それに伴い糖尿病のコントロールが悪くなった。糖尿病治療の再検討と、それに伴い他剤併用している薬の整理を希望された
既 往 歴	肺線維症、高血圧症、慢性心不全、甲状腺機能低下症、脂質異常症、2型糖尿病、逆流性食道炎、便秘、萎縮性胃炎、腰部脊柱管狭窄症術後
内 服 薬	(循環器内科) ・ピタバスタチン (リバロ) 脂質異常症治療薬 1mg 1錠1× 朝 ・ランソプラゾール (タケプロン®) 消化性潰瘍治療薬 30mg 1錠1× 朝 ・トラセミド (ルプラック®) 利尿薬 4mg 1錠1× 朝 ・アムロジピン (アムロジン®) 血管拡張薬・降圧薬 5mg 1錠1× 朝 ・シタグリプチン (ジャヌビア®) 糖尿病治療薬(DPP4阻害薬) 50mg 1錠1× 朝 ・オルメサルタン (オルメテック®) 降圧薬 20mg 1錠1× 朝 ・メコバラミン (メチコバール®) ビタミンB_{12}剤 500μg 3錠3× 朝昼夕 ・モンテルカスト (シングレア®) 抗アレルギー薬 10mg 1錠1× 就寝前 ・サルポグレラート (アンプラーグ®) 選択的5-HT2受容体拮抗薬 100mg 2錠2× 朝夕 ・レボチロキシン (チラーヂン®S) 甲状腺ホルモン剤 25μg 1錠1× 朝 (消化器内科) ・酪酸菌製剤 (ミヤBM®) 整腸薬 6錠3× 朝昼夕 ・六君子湯 3P3× 各食前 ・酸化マグネシウム (マグミット®) 制酸薬・下剤 330mg 3錠3× 朝昼夕 (呼吸器内科) ・クラリスロマイシン (クラリス) マクロライド系抗生物質 200mg 1錠1× 昼 ・アンブロキソール (ムコソルバン®) 去痰薬 15mg 3錠3× 朝昼夕 ・プレドニゾロン (プレドニン®) 副腎ホルモン剤 5mg 2錠1× 朝 ・スルファメトキサゾール・トリメトプリム (ダイフェン®) 配合錠 配合抗菌薬 1錠1× 朝

	（整形外科） ・クロナゼパム（リボトリール®）抗てんかん薬 0.5mg 1錠1× 就寝前 ・プレガバリン（リリカ®）神経障害性疼痛治療薬 25mg 2錠1× 就寝前 ・アフロクアロン（アロフト®）鎮痙薬 20mg 2錠2× 朝夕 ・当帰四逆加呉茱萸生姜湯［トウキシギャクカゴシュユショウキョウトウ］2P2× 朝就寝前 ・アレンドロン酸（ボナロン®）経口ゼリー　骨粗鬆症治療薬 35mg 1P 毎週日曜日
内 服 数	朝食前 2、朝食後 16、昼食前 1、昼食後 6、夕食前 1、夕食後 8、就寝前 5
身体所見	意識レベル清明、血圧 125/55mmHg、脈 72/ 分、体温 36.2℃、呼吸 12/ 分、SpO₂ 94 ～ 95% room、88%（軽労作）身長 140cm、体重 44kg、BMI 22.4
血液検査	BUN 15.6mg/dL、Cre 0.88mg/dL、eGFR 46.0mL/min/1.73m²（Ccr（CG 式）31.9mL/min）、HbA1c 8.6%、血糖値 172mg/dL

問題点：ポリドクターによるポリファーマシー
多疾患併存状態で、整形外科の薬には強いこだわりがある患者さん

ポリドクターによるポリファーマシー

　内科だけで、循環器内科・消化器内科・呼吸器内科と3科に分かれ、それぞれに主治医がいる。各科の医師同士が他科での処方内容を把握できていないと推察される。循環器内科でPPIが処方されており、消化器内科と統一できそうである。何かしらの理由があるのかもしれないが、3科への受診と処方が継続されている。

多疾患併存状態

　高齢になれば多くの疾患に罹患し、どうしても処方の足し算になってしまう。ポリファーマシーとされる5～6剤よりも増えるようなら、1増1減といいたいところだが、現実は簡単ではない。ガイドラインに従い治療を考えれば考えるほど処方が増えてしまうというジレンマに陥ることもある。

整形外科の薬には強いこだわりがある

　薬は減らしたい。でも、これだけは飲んでおきたい。この医師には薬を減らすと言い難い。いろいろな理由があるが、長年薬を飲んでいるといろ

いろなこだわりが出てくる。医師が今飲んでいる薬の一覧を見て、「これは必要なさそうだ、減薬の第一候補だ」と考えても、患者さん自身が最も重要視して、最後まで残しておきたい薬であったりもする。決して一筋縄ではいかないこともしばしば経験する。理想はあるが、現実（患者さん満足度の重要性）も考えなくてはならない。

薬剤師の視点

- 薬を減らすことも大切だが、医師や薬剤師の意見のみで調整してはいけない。患者さんの訴えがあれば、耳を傾ける必要がある。
- 本症例では、整形外科医師からの処方薬に対する内服継続の意思は強かったため、それ以外の薬から調整可能なものはないかを検討した。
- 薬剤数が多い場合は、服薬回数の多い順、同じような効果の薬、服薬タイミング（食前・食後）などでまとめると、比較的速やかに全体を把握でき、用量変更や中止など考えやすくなる。

もう少し詳細に処方をレビュー

服薬回数が多い薬についてまとめる

```
メコバラミン 500μg 3錠3×
ミヤBM® 6錠3×
酸化マグネシウム 330mg 3錠3×
アンブロキソール 15mg 3錠3×
サルポグレラート 2錠2×
アフロクアロン 20mg 2錠2×
```

- 症状の変化を確認し、内服していることで得られるメリットについて再評価を行う。
- 多くの薬を飲むなかで本当に2回、3回と複数回内服する必要はあるか検討する。
- メコバラミンやサルポグレラート、アフロクアロンは、投与開始後に症状や状態の変化を評価されずに、漫然と継続されている可能性がある。適正使用かどうかの評価が必要である。
- 酸化マグネシウムは、高齢者では腎機能悪化に伴う高マグネシウム血症のリスクがある。便秘に対する処方であれば、薬価が高くなるものの、ほかにも検討可能な薬剤はある。
- アンブロキソールは1日1回内服の徐放薬への変更が望ましいかもしれない。

漢方薬の処方が数種類入っている場合は、必ず甘草の含有量を確認する

● 本症例では下記である。

六君子湯　計1.0g

当帰四逆加呉茱萸生姜湯　計2.0g

経過

　　まず消化器内科の医師に連絡した。胃部不快感と食欲低下で2年前に受診し、胃腸症状のため内服薬を継続していた。最近は調子が良く、漸減・中止を検討していたことが判明した。本人も食前薬は内服を忘れて残薬もたくさんあるとのことであったので、消化器内科から処方されている薬は中止とした。

　　循環器内科は、下肢の痺れに対してメコバラミンとサルポグレラートを処方していたが、特に内服開始後の症状の評価はなされていなかった。整形外科に腰部脊柱管狭窄症術後で通院しているため、下肢の症状については整形外科に統一して、2剤は中止した。

　　整形外科の薬にはこだわりが強かったが、食前の漢方薬はどうしても忘れることが多いということで、中止に同意された。

　　ダイフェン®配合錠はステロイド内服中であれば一律に処方されていることがあるが、通常は20mg以上を3週間以上続けなければ必ずしも内服継続の必要性は乏しい。

　　アンブロキソールは15mg 3錠3×であったが、45mg 1錠 朝とした。

（循環器内科）

・ピタバスタチン（リバロ）脂質異常症治療薬 1mg 1錠1× 朝

・ランソプラゾール（タケプロン®）消化性潰瘍治療薬 30mg 1錠1× 朝

・トラセミド（ルプラック®）利尿薬 4mg 1錠1× 朝

・アムロジピン（アムロジン®）血管拡張薬・降圧薬 5mg 1錠1× 朝

・シタグリプチン（ジャヌビア®）糖尿病治療薬（DPP4阻害薬）50mg 1錠1× 朝

・オルメサルタン（オルメテック®）降圧薬 20mg 1錠1× 朝

・メコバラミン（メチコバール®）ビタミンB_{12}剤 500μg 3錠3× 朝昼夕

・モンテルカスト（シングレア®）抗アレルギー薬 10mg 1錠1× 就寝前

・サルポグレラート（アンプラーグ®）選択的5-HT2受容体拮抗薬 100mg 2錠2× 朝夕

・レボチロキシン（チラーヂン®S）甲状腺ホルモン剤 25μg 1錠1× 朝

（消化器内科）

・酪酸菌製剤（ミヤBM®）整腸薬 6錠3× 朝昼夕

・六君子湯 3P3× 各食前

・酸化マグネシウム（マグミット®）制酸薬・下剤 330mg 3錠3× 朝昼夕

（呼吸器内科）

・クラリスロマイシン（クラリス）マクロライド系抗生物質 200mg 1錠1× 昼

・アンブロキソール（ムコソルバン®）去痰薬 15mg 3錠3× 朝昼夕

・プレドニゾロン（プレドニン®）副腎ホルモン剤 5mg 2錠1× 朝

・スルファメトキサゾール・トリメトプリム（ダイフェン®）配合錠　配合抗菌薬 1錠1× 朝

（整形外科）

・クロナゼパム（リボトリール®）抗てんかん薬 0.5mg 1錠1× 就寝前

・プレガバリン（リリカ®）神経障害性疼痛治療薬 25mg 2錠1× 就寝前

・アフロクアロン（アロフト®）鎮痙薬 20mg 2錠2× 朝夕

・当帰四逆加呉茱萸生姜湯［トウキシギャクカゴシュユショウキョウトウ］2P2× 朝就寝前

・アレンドロン酸（ボナロン®）経口ゼリー　骨粗鬆症治療薬 35mg 1P 毎週日曜日

（循環器内科）

・ピタバスタチン（リバロ）脂質異常症治療薬 1mg 1錠1× 朝

・ランソプラゾール（タケプロン®）消化性潰瘍治療薬 30mg 1錠1× 朝

・トラセミド（ルプラック®）利尿薬 4mg 1錠1× 朝

・アムロジピン（アムロジン®）血管拡張薬・降圧薬 5mg 1錠1× 朝

・シタグリプチン（ジャヌビア®）糖尿病治療薬（DPP4阻害薬）50mg 1錠1× 朝

・オルメサルタン（オルメテック®）降圧薬 20mg 1錠1× 朝

・モンテルカスト（シングレア®）抗アレルギー薬 10mg 1錠1× 就寝前

・レボチロキシン（チラーヂン®S）甲状腺ホルモン剤 25μg 1錠1× 朝

（呼吸器内科）
・クラリスロマイシン（クラリス）マクロライド系抗生物質 200mg 1錠1× 昼
・アンブロキソール（ムコソルバン®）去痰薬 45mg 徐放カプセル1CP1× 朝
・プレドニゾロン（プレドニン®）副腎ホルモン剤 5mg 2錠1× 朝
（整形外科）
・クロナゼパム（リボトリール®）抗てんかん薬 0.5mg 1錠1× 就寝前
・プレガバリン（リリカ®）神経障害性疼痛治療薬 25mg 2錠1× 寝前
・アレンドロン酸（ボナロン®）経口ゼリー　骨粗鬆症治療薬 35mg 1P 毎週日曜日

明日の診療に繋げる！

｜ 介入のポイント ｜

症状が落ち着いていたら一度スパッと中止する

　薬は始めるのは簡単だが、漸減・中止が難しい。患者さんの症状が治っているのであれば減らすタイミングである。減らすことに抵抗を感じる患者さんには、頓服として薬を処方しておくか、外来でのフォローを短期間（1〜2週間後）にして、もしも（症状増悪・再燃したときに薬がなくて心配）の不安要素をなるべく取り除いておく。

薬が飲めないのなら、処方していないのと一緒

　患者さんの訴えとして「食前には飲み忘れることが多い」「昼はどうしても忘れてしまう」と比較的多く聞かれる。薬は処方しただけでは効果はなく、飲んではじめて効果がある。薬をただ処方して満足していることはないだろうか。

　飲めているかの評価とそれが効いているかの評価と2段階で評価をする必要がある。もし飲めていないというのであれば、思い切ってその分は中止し、効果を聞いてみるといい。結果的に薬はなくても何も変わらなかったとなることもある。

CASE ❹

薬をやめることを考える

患者背景	90歳女性。社会生活歴：施設入所中、要介護5。
主　　訴	特になし（しっかりとした受け応えは困難）
現 病 歴	5年前に認知機能障害が悪化し、施設入所となった。服薬管理は施設職員が行っていた。最近内服できないことが増え、薬の整理を希望され外来受診した
既 往 歴	高血圧、脂質異常症、認知機能障害、骨粗鬆症、便秘、過活動膀胱
内 服 薬	・アムロジピン（アムロジン®）血管拡張薬・降圧薬 5mg 1錠1×朝 ・オルメサルタン（オルメテック®）降圧薬 20mg 1錠1×朝 ・ロスバスタチン（クレストール®）脂質異常症治療薬 5mg 1錠1× 朝 ・ランソプラゾール（タケプロン®）消化性潰瘍治療薬 30mg 1錠1× 朝 ・ドネペジル（アリセプト®）抗認知症薬 5mg 1錠1× 夕 ・メコバラミン（メチコバール®）ビタミンB₁₂剤 500µg 3錠3× 朝昼夕 ・酸化マグネシウム（マグミット®）制酸薬・下剤 330mg 3錠3× 朝昼夕 ・フェソテロジン（トビエース®）頻尿・過活動膀胱治療薬 4mg 1錠1× 夕 ・エルデカルシトール（エディロール®）ビタミンD剤 0.75µg 1カプセル1× 朝 ・アレンドロン酸（ボナロン®）経口ゼリー　骨粗鬆症治療薬 35mg 1P 毎週日曜日
身体所見	意識レベルJCS Ⅰ-3、血圧112/55mmHg、脈72/分、体温35.9℃、呼吸10/分、SpO₂ 95% room、身長148cm、体重42kg、BMI 19.2
血液検査	LDL-Cho 112mg/dL、HDL-Cho 48mg/dL、TG 72mg/dL、BUN 15.2mg/dL、Cre 0.65mg/dL、eGFR 63.1mL/min/1.73m²（Ccr（CG式）38.1mL/min）、Na 141mEq/L、K 4.8mEq/L、Mg 2.0mg/dL、TP 5.6g/dL、HbA1c 5.8 %、血糖値 99mg/dL

問題点：要介護5、認知機能障害あり。
　　　内服薬の継続はどこまで必要か

　薬を始めるのは簡単である。症状があったり、血液検査で異常を認めたり、新たに病気が見つかったり……。治療もしくは予防を目的として薬が処方される。しかし、薬は処方して終わりではない。患者さんの状態は日々変化する。誰もが老い、新たに病気を発症したり、今回のように認知症が進行して要介護5となったり、生きていくうえでさまざまなイベントが起こる。薬を新たに追加することもあるだろうが、その逆で減らす調整も必要となる。

　「治療すること」や「処方すること」はたくさん勉強するが、「処方を中止すること」はなかなか学ぶ機会がない。というよりもしっかりとした決まりや研究がなされてない。有害事象が出たら中止することは当然としても、有害事象を引き起こさない、未然に防ぐ努力も求められる。

施設嘱託医によってDo処方で処方が継続されていた

　施設にも、そこにいる医師にも多様な形態がある。積極的に介入する場合もあれば、週1回の回診で処方は継続（Do処方）のみで、特に介入を行わない場合もあるだろう。処方権は医師にあり、できる限り自分の処方に一度は目を通してもらいたいし、意義不明のものがあれば中止や処方を継続するかどうかの検討を行って欲しい。しかし、中止することは勇気がいる。今までそれで問題なかったのだから、中止したら悪化するんじゃないか、それがきっかけで何か病状が悪化するんじゃないか。もし関連がなくとも、その後イベントが起きたらそれが原因じゃないかと自分を責めるかもしれない。このケースのように何も起きていない場合（本当に起きていないのかはわからない。ただ気付いていないだけなのかもしれない……）、現状維持を良しとする力（現状維持バイアス）が強く働くため、処方を中止することが難しいのである。

薬剤師の視点

●90歳、要介護5という患者さんの状態から、どこまで積極的に治療すべきか、前述した医師の視点と同じ疑問を感じた。

172

経過

　医師・薬剤師でカンファレンスを行い、処方されている薬を処方理由と必要度から今後も継続が望ましいか、1〜3の3段階に分けてみようと考えた(1：望ましくない・中止を検討、2：場合によって中止も継続もある、3：基本的には継続を前提)。

- **アムロジピン(アムロジン®)血管拡張薬・降圧薬 5mg 1錠1× 朝→3**：過度な降圧はないようなので継続。

- **オルメサルタン(オルメテック®)降圧薬 20mg 1錠1× 朝→2**：ARBは高齢者では腎機能障害を引き起こす可能性がある。今後腎機能が悪化するようなら中止を検討。腎機能に影響がなければ、アムロジピンを増量するか、Ca拮抗薬とARBの合剤への変更も検討。

- **ロスバスタチン(クレストール®)脂質異常症治療薬 5mg 1錠1× 朝→1**：超高齢者への使用ははっきりしたエビデンスに乏しい(一方で、中止するエビデンスも乏しい)。現段階では必要度は高くない。

- **ランソプラゾール(タケプロン®)消化性潰瘍治療薬 30mg 1錠1× 朝→2**：内服している理由がはっきりしなかった。PPIが何かのきっかけで処方され、漫然と継続されることはポリファーマシーあるあるである。明確な内服継続の理由が見つからなければ中止する。

- **ドネペジル(アリセプト®)抗認知症薬 5mg 1錠1× 夕→1**：いつから処方開始となったか不明である。認知症を改善させる薬ではないので、一定まで進行した場合や、要介護5の状態では、内服継続の理由が乏しい。副作用もあるため、中止を検討する。

- **メコバラミン(メチコバール®)ビタミンB₁₂剤 500µg 3錠3× 朝昼夕→1**：内服理由がはっきりしなかった。消化性潰瘍治療薬と同じく、漫然と処方されやすい薬である。ビタミンB₁₂欠乏症による補充を目的での使用であれば継続すべきだが、そのような例は少ない。痺れを訴えて開始となり、効果を評価されないまま漫然投与となった可能性が高い。

- **酸化マグネシウム(マグミット®)制酸薬・下剤 330mg 3錠3× 朝昼夕→2**：便秘のコントロールは重要ではあるので、必ずしも中止が望ましいとはいえない。しかし、高齢の場合は腎機能障害による高Mg血症が引き起こされる可能性がある。内服中は数カ月に一度は腎機能を評価し、Mg濃度も何回かはチェックしておくのが望ましい。内服困難になりつ

つある高齢者に3回きっちり飲ませるのは、効果よりも手間が上回るので、1日1回の薬への変更が望ましいと考える。ただ、酸化マグネシウムは薬価が安く、ほかの下剤は薬価が高い。施設によってはほかの下剤の採用がないこともある。その場合、高Mg血症に注意しながら継続する。

- **フェソテロジン（トビエース®）頻尿・過活動膀胱治療薬 4mg 1錠1× タ** →1：要介護5の状態で、過活動膀胱の治療を継続することは意味がない。以前、元気だった頃に過活動膀胱の症状があり開始されたのだろうが、排尿を自分でコントロール出来なくなるようなADLとなった場合は中止を検討すべきである。

- **エルデカルシトール（エディロール®）ビタミンD剤 0.75μg 1カプセル 1× 朝**→1：要介護5の状態では継続する必要性に乏しい。腎機能障害による高Ca血症のリスク薬でもある。高Ca血症は多尿を引き起こし、さらなる高Ca血症を惹起する。症状は非特異的なものが多いため、意識してチェックしないと簡単に見逃してしまう。重複投与も含め、要注意である。

- **アレンドロン酸（ボナロン®）経口ゼリー　骨粗鬆症治療薬 35mg 1P 毎週日曜日**→1：要介護5の状態では骨粗鬆症予防に継続する意義があまりない。かつ、内服後は30分程度横にできないなど煩雑であり、継続使用は適さない。

薬はこうなった

・アムロジピン（アムロジン®）血管拡張薬・降圧薬 5mg 1錠1× 朝
・オルメサルタン（オルメテック®）降圧薬 20mg 1錠1× 朝
・ロスバスタチン（クレストール®）脂質異常症治療薬 5mg 1錠1× 朝
・ランソプラゾール（タケプロン®）消化性潰瘍治療薬 30mg 1錠1× 朝
・ドネペジル（アリセプト®）抗認知症薬 5mg 1錠1× 夕
・メコバラミン（メチコバール®）ビタミンB12剤 500μg 3錠3× 朝昼夕
・酸化マグネシウム（マグミット®）制酸薬・下剤 330mg 3錠3× 朝昼夕
・フェソテロジン（トビエース®）頻尿・過活動膀胱治療薬 4mg 1錠1× 夕
・エルデカルシトール（エディロール®）ビタミンD剤 0.75μg 1カプセル1× 朝
・アレンドロン酸（ボナロン®）経口ゼリー 骨粗鬆症治療薬 35mg 1P 毎週日曜日

こうなった

・テルミサルタン・アムロジピン（ミカムロ®）配合錠AP（40mg/5mg）1錠1× 朝
・酸化マグネシウム（マグミット®）制酸薬・下剤 330mg 2錠2× 朝夕
（施設の都合で他の下剤は使えず、朝夕として便の状態をみて、増減可とした）

明日の診療に繋げる！

｜ 介入のポイント ｜

　患者さんの状態を見て、薬の調整（特に減らす）を日々検討すべきである。ただ、難しいのは「減らせばいい」というものでもないということである。処方薬が5～6種類を超えている場合は、一度患者さんに聞いてみよう。「薬多くないですか」「薬が多くて負担になってないですか」、本人の受け答えが難しい状態であれば家族など薬を管理している人に「薬を飲ませるのが大変ではないですか」と聞いてみよう。

　薬が多いという共通認識ができれば、減らすことに協力的になってくれる可能性が高い。一方で、10種類以上飲んでいても何ら問題なく飲めている、飲んでいる場合もあるので、その場合は無理に減らすことはしない。

　要介護4や5で、患者さん本人と疎通が取れない場合などは、できる限り一度に飲ませられるように回数の調整や不要と思われる薬は思い切って減らす意識が大切である。

重複投与に注意

患者背景	74歳女性。社会生活歴：独居、ADL自立、HDS-R 28点
主　訴	腰が痛い、吐き気がある
現病歴	腰部脊柱管狭窄症の手術を当院で受けたが、左下肢の痛みが増悪し、体動困難となり当院整形外科に入院した。入院後、吐き気が続くため、内科に介入依頼があり、介入を開始した
既往歴	高血圧、骨粗鬆症、不眠症
内服薬	（近医内科クリニック①） ・ベンフォチアミン・B₆・B₁₂（ダイメジンスリービー）配合カプセル 3CP3× 朝昼夕 ・メコバラミン（メチコバール®）ビタミンB₁₂剤 500μg 3錠3× 朝昼夕 （整形外科クリニック） ・リマプロストアルファデクス（オパルモン®）5μg　プロスタグランジン誘導薬 3錠3× 朝昼夕 ・バゼドキシフェン（ビビアント®）閉経後骨粗鬆症治療薬　20mg 1錠1× 朝 ・エルデカルシトール（エディロール®）ビタミンD剤　0.75μg 1カプセル1× 朝 （近医内科クリニック②） ・アジルサルタン・アムロジピン（ザクラス®）配合錠LD（20mg/2.5mg）1錠1× 朝 ・オルメサルタン（オルメテック®）降圧薬 20mg 1錠1× 朝 ・ランソプラゾール（タケプロン®）消化性潰瘍治療薬 30mg 1錠1× 朝 ・アルファカルシドール（アルファロール®）カプセル　ビタミンD剤1μg 1CP1× 朝 ・エチゾラム（デパス®）BZ系睡眠薬（短時間型）0.5mg 2錠2× 朝・就寝前 ・酸化マグネシウム（マグミット®）制酸薬・下剤 250mg 3錠2×（朝2錠、夕1錠）
身体所見	意識レベル清明、血圧120/65mmHg、脈68/分、体温36.3℃、呼吸12/分、SpO₂ 97% room、身長150cm、体重43kg、BMI 19.1
血液検査	BUN 10.3mg/dL、Cre 0.47mg/dL、eGFR 95.2mL/min/1.73m²（Ccr（CG式）71.3mL/min）、Na 135mEq/L、K 4.0mEq/L、Ca 10.2mg/dL、Mg2. 2mg/dL 、TP 5.6g/dL、Alb 2.9g/dL、HbA1c 5.6%、血糖値 92mg/dL

問題点：ポリドクター、薬の重複に要注意。
合剤は何と何の合剤であるのか確認すべき

　入院時に判明したことは、3つの医療機関に受診しており、医療機関ごとに3つのお薬手帳を使い分けていたことである。患者さん本人も各診療所に対し、別の診療所に通院していることを伝えていなかったようであった。

　後に判明したことは、近医内科クリニック①は、高血圧などでほかに通院している医療機関があることを知っていたが、具体的な内服内容は知らなかった。残りの2つの診療所は別の医療機関への受診をまったく知らなかった。いくつもの医療機関にかかりながらお薬手帳を別々に管理するということは、しばしば起こる。すべて近隣であればかかりつけ薬局で把握してもらうことができ、重複処方などあれば疑義照会で知ることができる。しかし、別々の薬局に通院していては捕捉することは困難となる。

　ポリファーマシーの観点からは、合剤を上手く使えれば服薬アドヒアランスの向上などメリットが大きい。しかし、名前からは何と何の合剤なのかわからない（最近は一般名での処方も増えているので気付きやすくなっている）ため、普段は意識的に避ける処方でも重複してしまう可能性がある。

　今回の場合は、降圧薬の合剤でアジルサルタン（ARB）があったが、オルメサルタン（ARB）も処方薬に入っていた。基本的には、ARB同士やARBとACE阻害薬の追加は推奨されない。用量を増やすか、サイアザイド系利尿薬の追加などを検討すべきである。

薬剤師の視点

● お薬手帳を医療機関ごとに作り、数冊持っている患者さんが存在する。薬局で薬を渡す際に、既往歴や病気の具合を患者さんから伺うことはあるものの、ほかに医療機関を受診していないか、ほかに薬を内服していないかなどまで聞くことはなかなかしない。入院時には、薬を持参してもらったり、お薬手帳を見せてもらったりする。薬のアレルギーなども含め、詳細に聴取できるため、本人以外誰も知らなかった多剤併用に気付くことがある。

- 本症例では、酸化マグネシウムが朝2錠、夕1錠と不均等に処方されており、かつ一包化されていなかった。このため、容易に服薬アドヒアランスが低下する状況であった。不均等処方する場合や多種類の処方薬がある場合、「一包化」はアドヒアランス上昇に有用な方法である。
- 合剤は何と何の組み合わせで、他剤で同効薬が処方されていないか把握されずに処方されてしまうこともある。合剤の内容についてはしっかりと把握し、重複が疑われる場合は疑義照会を行う。

もう少し詳細に処方をレビュー

エチゾラム：短時間型ベンゾジアゼピン系睡眠薬
- 朝と就寝前に処方されており、睡眠障害への処方というよりは抗不安作用を期待しての処方かと推察される。
- 日中に内服すると催眠作用や筋弛緩作用により、日中の覚醒度が落ちたり、ふらつきやめまいの原因となり、ADL低下や認知機能障害を引き起こす可能性がある。できる限り減薬し中止が望ましい。
- 抗不安作用を期待しての処方であれば、選択的セロトニン再取り込み阻害薬（SSRI）の使用も検討されるべきである。

エルデカルシトールやアルファカルシドール：活性型ビタミンD_3剤
- 単独でも骨粗鬆症治療に使用され、骨密度の上昇が期待される。一方で、高齢者では薬剤性の高Ca血症の原因となる。定期的なCa値のチェックは重要である。

経過

　まず第一に介入の依頼目的は、吐き気が続くことであった。薬一覧と抜粋したデータをよくみると、薬の重複、Ca値が高いことに気付かないだろうか。ビタミン剤、降圧薬、活性型ビタミンD_3剤が重複してしまっている。データをみると、一見Ca値は正常範囲にありそうだが、Alb値で補正すると、補正Caは11.3と高Ca血症となる。高Ca血症では多彩だが非特異的な症状が出てくる。通常は12.0以上になると、脱力、多尿、口渇、悪心、便秘などの症状を認める。高齢者では比較的簡単に脱水や腎機能障害が引き起こされるため、今回も吐き気が続くことで摂取不良となれば腎機能障害となり、さらに高Ca血症が増悪し、悪循環になる可能性が高い。まずは、薬の調整を行いつつ、CTや内視鏡などで吐き気の精査を並行して行うこととした。

　検査でははっきりした原因は認めなかった。高Ca血症に対する治療と

して、生食点滴の持続と、活性型ビタミンD3剤2剤は中止とした。Ca値は低下し、経過とともに食欲も改善した。

血圧に関しては、ARBが重複していたためオルメサルタンを中止し、アジルサルタン20mgは継続、アムロジピンは2.5mgから5mgに増量とした。血圧コントロールは問題なく経過した。

薬はこうなった

（近医内科クリニック①）
・ベンフォチアミン・B₆・B₁₂（ダイメジンスリービー）配合カプセル　3CP3× 朝昼夕
・メコバラミン（メチコバール®）ビタミンB₁₂剤 500μg 3錠3× 朝昼夕
（整形外科クリニック）
・リマプロストアルファデクス（オパルモン®）5μg　プロスタグランジン誘導薬　3錠3× 朝昼夕
・バゼドキシフェン（ビビアント®）閉経後骨粗鬆症治療薬　20mg 1錠1× 朝
・エルデカルシトール（エディロール®）ビタミンD剤 0.75μg 1カプセル1× 朝
（近医内科クリニック②）
・アジルサルタン・アムロジピン（ザクラス®）配合錠LD（20mg/2.5mg）1錠1× 朝
・オルメサルタン（オルメテック®）降圧薬 20mg 1錠1× 朝
・ランソプラゾール（タケプロン®）消化性潰瘍治療薬 30mg　1錠1× 朝
・アルファカルシドール（アルファロール®）カプセル　ビタミンD剤1μg 1CP1× 朝
・エチゾラム（デパス®）BZ系睡眠薬（短時間型）0.5mg 2錠2× 朝・就寝前
・酸化マグネシウム（マグミット®）制酸薬・下剤 250mg 3錠2×（朝2錠、夕1錠）

こうなった

（近医内科クリニック①）
・ベンフォチアミン・B₆・B₁₂（ダイメジンスリービー）配合カプセル　3CP3× 朝昼夕
（整形外科クリニック）
・リマプロストアルファデクス（オパルモン®）5μg　プロスタグランジン誘導薬 3錠3× 朝昼夕
・バゼドキシフェン（ビビアント®）閉経後骨粗鬆症治療薬　20mg 1錠1× 朝
（近医内科クリニック②）
・ランソプラゾール（タケプロン®）消化性潰瘍治療薬 30mg 1錠1× 朝
・エチゾラム（デパス®）BZ系睡眠薬（短時間型）0.5mg 2錠2× 朝・就寝前
・酸化マグネシウム（マグミット®）制酸薬・下剤 250mg 3錠2×（朝2錠、夕1錠）
処方理由がはっきりしないものもあったが、これらは介入はせず継続とした。
・アジルサルタン（アジルバ®）降圧薬 20mg 1錠1× 朝
・アムロジピン（アムロジン®）血管拡張薬・降圧薬 5mg 1錠1× 朝
→上記2剤は、アジルサルタン・アムロジピン（ザクラス®）配合錠HD（20mg/5mg）1錠と今後合剤にすることが可能

｜ 介入のポイント ｜

　実際にどんな薬を飲んでいるのか、患者さんから伝えられない限り知ることはできない。普通に外来診療をやっているだけではわからないまま自分が処方した薬が重複しており、それを契機に有害事象を生じさせているかもしれない。それを防ぐには常々患者さんへ、薬をほかの医療機関でもらったら教えてくださいと声かけしておくことも大切だ。あとはお薬手帳のチェックだが、今回のように各医療機関ごとに管理している人もなかにはいるため、一元的な把握は難しいこともある。入院したときに内服薬が調べられ、そこで初めて重複処方に気付く場合もある。

**どんな病気に対して、どんな薬を飲んでいるのか、
自分で把握しておく努力が必要**

　お薬手帳を病歴を記載する手帳と捉えて、そのときにどんなことがあって、薬が始まったのか記録しておくことはその後に非常に有益な資料になる、と患者さんに伝えていくことが大事である。自分の病歴なのだから覚えていると思っても、人は忘れやすい生き物であるし、もし意思疎通ができない病気になった場合には記録に勝るものはない。自分の病歴・薬歴は自分で管理、それが究極的にはポリファーマシー解決の方法であると感じている。

ポリファーマシーは
チームで解決する

患者背景	76歳女性。社会生活歴：夫と二人暮らし、ADL自立、HDS-R 27点
主　　訴	薬が多いので少しでも減らしたい
現 病 歴	大腸癌術後で当院消化器外科に20年以上通院している。薬が多いことをかかりつけ薬局で薬剤師さんに漏らしており、当科への受診を勧められ受診した
既 往 歴	高血圧、骨粗鬆症、腰部脊柱管狭窄症
内 服 薬	・シルニジピン（アテレック®）降圧薬 5mg 3錠2×（朝1錠、夕2錠） ・ファモチジン（ガスター®）消化性潰瘍治療薬 10mg 1錠1× 夕 ・メコバラミン（メチコバール®）ビタミンB₁₂剤 500μg 3錠3× 朝昼夕 ・酪酸菌製剤（ミヤBM®）整腸薬 6錠3× 朝昼夕 ・ゾルピデム（マイスリー®）非BZ系睡眠薬（超短時間型）5mg 1錠1× 就寝前 ・ロキソプロフェン（ロキソニン®）解熱鎮痛消炎剤 60mg 3錠3× 朝昼夕 ・レバミピド（ムコスタ®）消化性潰瘍治療薬 100mg 3錠3× 朝昼夕 ・六君子湯エキス顆粒 2.5g 3P3× ・クエン酸第一鉄（フェロミア®）鉄化合物製剤 50mg 1錠1× 朝 （整形外科クリニック） ・バゼドキシフェン（ビビアント®）閉経後骨粗鬆症治療薬　20mg 1錠1× 朝 ・エルデカルシトール（エディロール®）ビタミンD剤　0.75μg 1カプセル1× 朝 ・チザニジン（テルネリン®）鎮痙薬 1mg 3錠3× 朝昼夕 ・酸化マグネシウム（マグミット®）制酸薬・下剤 250mg 1錠 頓用
身体所見	意識レベル清明、血圧142/84mmHg、脈72/分、体温36.1℃、呼吸10/分、SpO₂ 98% room、身長150cm、体重43kg、BMI 19.1
血液検査	Hb 12.3g/dL、BUN 14.7mg/dL、Cre 0.65mg/dL、eGFR 66.3mL/min/1.73m² (Ccr（CG式）50.0mL/min)、Na 140mEq/L、K 4.5mEq/L、Mg 2.3mg/dL

問題点：主治医との関係性にどのように介入すべきか（経過①）

　　患者さん本人からは、内科の診察中は、「薬が多い」「できれば減らしたい」ということが聞かれた。しかし、主治医（消化器外科と整形外科の医師）に薬が多いことを伝えたかどうかは曖昧な返答であった。患者さんの症状や訴えを聞き、薬をどのように調整可能かまず検討した。

それぞれの薬の処方理由

- **シルニジピン（アテレック®）降圧薬 5mg 3錠2×（朝1錠、夕2錠）→**徐々に薬が増えて今の分割かつ不均等の形になった。血圧は朝夕ともに140/85くらいであった。
- **ファモチジン（ガスター®）消化性潰瘍治療薬 10mg 1錠1× 夕→**自己調整して内服している。そのため以前からこの用法用量での処方（通常1回10～20mgを2回に分けて）。
- **メコバラミン（メチコバール®）ビタミンB12剤 500μg 3錠3× 朝昼夕**→数年前に下肢痺れを訴えた際に処方されたが、内服しても特に症状は変わっていない。
- **酪酸菌製剤（ミヤBM®）整腸薬 6錠3× 朝昼夕→**以前、下剤が続いたことがあり、それから定期で内服している。
- **ゾルピデム（マイスリー®）非BZ系睡眠薬（超短時間型）5mg 1錠1× 就寝前→**睡眠はこれでコントロールできている。
- **ロキソプロフェン(ロキソニン®)解熱鎮痛消炎剤 60mg 3錠3× 朝昼夕**→腰痛があり3年前から処方されている。日常生活に支障が出る痛みはない。
- **レバミピド（ムコスタ®）消化性潰瘍治療薬 100mg 3錠3× 朝昼夕→**ロキソプロフェンとセットで処方開始になった。
- **六君子湯エキス顆粒 2.5g 3P3×→**食欲低下を訴えた際に開始になった。3食前に飲むことは習慣になっている。
- **クエン酸第一鉄（フェロミア®）鉄化合物製剤 50mg 1錠1× 朝→**貧血傾向といわれて飲み始めた気がするが、理由ははっきり覚えていない。

（整形外科クリニック）
- **バゼドキシフェン（ビビアント®）閉経後骨粗鬆症治療薬 20mg 1錠1× 朝**
  →骨粗鬆症と言われて飲み始めた。
- **エルデカルシトール（エディロール®）ビタミンD剤 0.75μg 1カプセル1× 朝**→骨粗鬆症と言われて飲み始めた。
- **チザニジン（テルネリン®）鎮痙薬 1mg 3錠3× 朝昼夕**→何で飲んでいるのかはっきり理由は覚えていない。
- **酸化マグネシウム（マグミット®）制酸薬・下剤 250mg 1錠 頓用**→頓用で排便はコントロールできている。

　患者さんからの意見を聞き、それをもとに薬剤師とカンファレンスを行った。以下にようにまとめた。

処方薬をまとめた

- シルニジピンは血圧を再評価して、できれば薬剤変更も視野に1回にまとめる。
- 自己調整しているファモチジン、痛みがコントロールされているロキソプロフェン・レバミピドの朝昼晩の定時処方。これらは頓用への切り替えを経て、問題なければ中止を検討。
- 投与継続で症状変化のないメコバラミンの中止。
- 鉄関連をチェックし、問題なければクエン酸第一鉄の中止。

以上を消化器外科の主治医にカルテ記載により提案する。

- チザニジンの内服理由を整形外科クリニックに聞いてきてもらう。

を患者さんに提案する。

問題点：主治医との関係性にどのように介入すべきか（経過②）

　消化器外科に受診し、上記提案は受け入れられ、頓用への変更および中止、鉄関連の血液検査が行われた。結果的に鉄は十分に補充され、貧血もないため、クエン酸第一鉄を一度中止することとなった。

　その後、漫然と続いていた腹部違和感が改善した（経口鉄製剤による胃

腸障害が薬中止により改善した可能性があるのではないかと考えている）
とのことで、食前の漢方薬が中止になった。

　一方で、整形外科での処方については、2～3カ月おきの受診であるこ
とや消化器外科で薬が減ったことで、患者さんもある程度満足され、減量
には繋がらなかった。

　ただ、まだ介入の余地はあり、さらなる減薬や調整が可能と思われたが、
患者さんの満足度が高いため、いったん介入は終了とした。

薬はこうなった

今回は整形外科の薬は変更がなかったため、消化器外科の薬のみ記載する。

（当院消化器外科）
・シルニジピン（アテレック®）降圧薬 5mg 3錠2×（朝1錠、夕2錠）
・ファモチジン（ガスター®）消化性潰瘍治療薬 10mg 1錠1× 夕
・メコバラミン（メチコバール®）ビタミンB₁₂剤 500μg 3錠3× 朝昼夕
・酪酸菌製剤（ミヤBM®）整腸薬 6錠3×朝昼夕
・ゾルピデム（マイスリー®）非BZ系睡眠薬（超短時間型）5mg 1錠1× 就寝前
・ロキソプロフェン（ロキソニン®）解熱鎮痛消炎剤 60mg 3錠3× 朝昼夕
・レバミピド（ムコスタ®）消化性潰瘍治療薬 100mg 3錠3× 朝昼夕
・六君子湯エキス顆粒 2.5g 3P3×
・クエン酸第一鉄（フェロミア®）鉄化合物製剤 50mg 1錠1× 朝

こうなった

（当院消化器外科）
・シルニジピン（アテレック®）降圧薬 5mg 3錠2×（朝1錠、夕2錠）
・ファモチジン（ガスター®）消化性潰瘍治療薬 10mg 頓用
・酪酸菌製剤（ミヤBM®）整腸薬 6錠3×朝昼夕
・ゾルピデム（マイスリー®）非BZ系睡眠薬（超短時間型）5mg 1錠1× 就寝前
・ロキソプロフェン（ロキソニン®）解熱鎮痛消炎剤 60mg 頓用
・レバミピド（ムコスタ®）消化性潰瘍治療薬 100mg 頓用

明日の診療に繋げる！
介入のポイント

　主治医と患者さんの関係は何十年に渡るものもある。そのような場合、第三者の介入は非常に難しいことがある。ただ、患者さんは長年受診しているからといって、外来で思っていることを言い出せる人ばかりではない。それに対し、主治医は「状態が変わっていないし、何かあれば言ってくるだろう」と処方を漫然と継続してしまうリスクがある。患者さんがどこで思いを相談するかというと、看護師や薬剤師、家族が多いのではないだろうか。患者さんの周囲の人から意見があれば、ぜひ真摯に向き合っていただきたい。

　外来診療について、医師は誰かに治療内容や処方の理由を問われることはほとんどない。第三者の目線で評価されることがないのだ。それは非常に危険で、薬の知識や治療法がアップデートされていない、現在にそぐわない医療を患者さんに無意識に提供し続けてしまうことにつながりかねない。また、本来は必要のない薬を漫然と投与していても、特に何も言われないのだ。

　医師は処方権をもっている。それを意識して、自分が処方する薬、処方箋に責任をもつようにしたい。そうすれば、一つ一つの薬の意味、処方の理由を考えることに繋がり、ポリファーマシーの解決の一つになるのではと期待する。

不定愁訴か本物か……

患者背景	76歳女性。社会生活歴：サービス付き高齢者向け住宅（サ高住）、ADL自立、HDS-R 29点
主 訴	特になし。近くに引っ越して来たので今後受診したい
現 病 歴	今まで他県で一人暮らしをしていた。その間は近くの診療所で薬をもらっていた。今回、家族に勧められて、サ高住に入居することになった。薬がなくなりそうなので当院を受診した
既 往 歴	脂質異常症、骨粗鬆症
内 服 薬	（持参された処方薬の一覧） ・ジフェニドール（セファドール®）抗めまい薬 25mg 2錠2× 朝夕 ・ベタヒスチン（メリスロン®）抗めまい薬 12mg 2錠2× 朝夕 ・アルファカルシドール（アルファロール®）カプセル　ビタミンD剤 1μg 1CP1× 朝 ・ロスバスタチン（クレストール®）脂質異常症治療薬 2.5mg 1錠1× 朝 ・フルニトラゼパム（サイレース®）BZ系睡眠薬（中時間型）2mg 1錠1× 就寝前 ・アレンドロン酸（ボナロン®）経口ゼリー　骨粗鬆症治療薬 35mg 1P 毎週月曜日
身体所見	意識レベル清明、血圧118/65mmHg、脈72/分、体温35.9℃、呼吸14/分、SpO₂ 97% room、身長150cm、体重43kg、BMI 19.1
画像所見	頭部CTで有意所見なし

問題点：病歴と処方歴の詳細が分からない（経過①）

　　病歴・処方歴を聞いてみるも、はっきりしたことはわからない。特に今の薬で不都合はない、むしろなくなってしまうのが不安とのことで、思うことはあったが、そのまま処方とした。血液検査のデータなどもなかったため、血液検査を行い、結果説明も兼ねて2週間後に次回外来を設定し、2週間分の処方とした。

・ジフェニドールとベタヒスチンは、どこかでめまい（もしくはめまい感）を訴え、セットで処方され開始になったのではないか。大事なことは今もめまいが続いているかどうか。
・フルニトラゼパムはどのように開始になり、経過はどうなのか、もしかしたらフルニトラゼパムによりふらつき・めまい感が生じていて、ジフェニドールとベタヒスチンの処方に繋がっているのではないか？

問題点：病歴と処方歴の詳細がわからない（経過②）

　　2週間後の血液検査では大きな問題はなかった。めまいは一時的に症状が出現したときに薬を飲み始めたようだった。どのくらい前の症状なのか具体的にはわからなかったが、少なくとも短い期間のものではなかった。そのため、ジフェニドールとベタヒスチンの2剤の中止を提案したが、心配とのことで、頓用として処方することにした。フルニトラゼパムも、今後の変更を検討することにした。

薬剤師の視点

● ジフェニドールとベタヒスチンの処方について、そもそも現段階でめまいは続いているのか、治っているのか、薬の効果はどうだったのか、を聴取して中止を検討することが望ましい。
● めまいは薬剤性でも引き起こされ、降圧薬、抗てんかん薬、抗不安薬、抗うつ薬、抗パーキンソン病薬、睡眠薬などが原因となることがある。抗めまい薬でもめまいを生じてしまうこともある。
● めまいに関しては、継続的な症状の確認と薬の効果を評価する必要性がある。

もう少し詳細に処方をレビュー

フルニトラゼパム：中間型ベンゾジアゼピン系睡眠薬
● 中間型の場合、半減期は12 ～ 24時間とされ、就寝前に内服した場合でも翌日の日中まで効果が持ち越す可能性が高い。そのため、日中の眠気や、実際に眠ってしまったり、ふらつきやめまいの原因となることがある。
● 中間型や長時間型のベンゾジアゼピン系睡眠薬の処方は、上記のような副作用があることをしっかり認識する必要がある。

薬はこうなった

・ジフェニドール（セファドール®）抗めまい薬 25mg 2錠2× 朝夕
・ベタヒスチン（メリスロン®）抗めまい薬 12mg 2錠2× 朝夕
・アルファカルシドール（アルファロール®）カプセル　ビタミンD剤 1μg 1CP1× 朝
・ロスバスタチン（クレストール®）脂質異常症治療薬 2.5mg 1錠1× 朝
・フルニトラゼパム（サイレース®）BZ系睡眠薬（中時間型）2mg 1錠1× 就寝前
・アレンドロン酸（ボナロン®）経口ゼリー　骨粗鬆症治療薬 35mg 1P 毎週月曜日

・ジフェニドール（セファドール®）抗めまい薬 25mg 1錠 頓用
・ベタヒスチン（メリスロン®）抗めまい薬 12mg 1錠 頓用
・アルファカルシドール（アルファロール®）カプセル　ビタミンD剤 1μg 1CP1× 朝
・ロスバスタチン（クレストール®）脂質異常症治療薬 2.5mg 1錠1× 朝
・フルニトラゼパム（サイレース®）BZ系睡眠薬（中時間型）2mg 1錠1×就寝前
・アレンドロン酸（ボナロン®）経口ゼリー　骨粗鬆症治療薬 35mg 1P 毎週月曜日

明日の診療に繋げる！

介入のポイント

患者さんに「自分の病気や症状、薬について把握しておく」ことを伝えよう

　処方理由を探っても、わからないまま処方が継続されていることはよくある。医師が変わる、医療機関が変わる、などの理由でなぜ処方が始まったのかわからなくなってしまう。ずっと同じ患者さんを診察してきた医師であっても、ふと処方薬を見返して、「なんでこの患者さんはこの薬を飲んでいるんだろう？」と思った経験は、誰しもあると思う。

　医師側が管理することには限界がある。「先生にお任せします」の姿勢の患者さんを診察することがあるが、患者さん自らが薬のことを把握しておく、そのときの出来事を記録しておく、それが何より大切だと思う。

　では、医師ができることは何か。患者さんに対し、「自分の病気や症状、薬についてしっかり把握しておく」ことを伝え続けることしかない。お薬手帳に

一言記載しておく、アプリで管理しているのなら、そこにコメントを入力しておく、その一つの行動が自分の健康管理につながる、ということを医師はもっと患者さん側に伝えていくべきだろう。

患者さんが「めまい」を訴えるときに考えること

「めまい」という言葉はたくさんの要素を含んでいる。ぐるぐる目が回るだけでなく、ふわっとした感じ、身体が浮いているような感じ、ぼーっとする感じ、何となく落ち着かない感じ……、多様な症状を含んでいる。鑑別方法は内科や耳鼻科の本に任せるが、少なくともめまいの原因に処方薬が関与していないか、増悪させていないか、を一度は考える癖をつけておきたい。

薬剤性起立性低血圧、薬剤性低血糖、薬剤性徐脈、薬剤性電解質異常、薬剤性過鎮静……、これらを引き起こす薬が投与されている場合は、薬剤の中止を検討する必要がある。

ジフェニドールとベタヒスチンは、開始後評価が行われることなく、漫然と継続処方されやすい薬の代表格である。基本的に急性期や亜急性期に使われる薬であって、漫然と継続することで効果を発揮することはない。長期に及んでいる場合は、抗めまい薬を飲んでいるから治っているのではなく、そもそもめまいがもはや出ていないか、抗めまい薬が効くめまいではないと考えてよい。

抗めまい薬の上手なやめ方

一方で、抗めまい薬は患者さんの依存度が高い薬でもある。薬をやめるというと不安感を訴える場合も多いので、いきなり中止するのではなく頓用への移行を検討する。それでもめまいを訴える場合は、再度めまいの原因が何かないのか精査する必要がある。その場合の精査は、何か疾患を見つけるというよりも、何もないことを一つずつ検証していき、患者さんへ安心感を与えるという側面のほうが強いかもしれない。

ただ、何もないことの証明は、何かを見つけるより何倍も大変で、患者さんの満足度も低いことは忘れてはいけない。何もないことはいいことなのだが、何か病気がみつかったほうが、理由がはっきりして患者さんの満足度が高いこともよくある。

漢方薬の使い方

患者背景	79歳男性。社会生活歴：妻と二人暮らし、ADL自立、HDS-R 30点
主　　訴	手足の力が抜ける感じがする
現 病 歴	2週間前に風邪を引き、かかりつけ内科クリニックを受診し、内服薬が処方された。1週間くらい前から何となく手足の力が抜ける感じで、力が入りにくい
既 往 歴	高血圧、脂質異常症、慢性心不全
内 服 薬	・アムロジピン（アムロジン®）血管拡張薬・降圧薬 10mg　1錠1× 朝 ・ロスバスタチン（クレストール®）脂質異常症治療薬 2.5mg 1錠1× 朝 ・フロセミド（ラシックス®）利尿薬 20mg 1錠1× 朝 ・ビソプロロール（メインテート®）抗不整脈薬・β遮断薬 5mg 1錠1× 朝 2週間前に風邪をひいてから ・カルボシステイン（ムコダイン®）去痰薬 500mg 3錠3× 朝昼夕 ・トラネキサム酸（トランサミン®）止血剤 250mg 3錠3× 朝昼夕 ・デキストロメトルファン（メジコン®）鎮咳薬 15mg 3錠3× 朝昼夕 ・小青竜湯 3g 3P 3×
身体所見	意識レベル清明、血圧135/80mmHg、脈 62/分、体温 35.8℃、呼吸 12/分、SPO$_2$ 97% room、身長 168cm、体重 53kg、BMI 18.8
血液検査	BUN 23.5mg/dL、Cre 0.92mg/dL、eGFR 60.1mL/min/1.73m^2（Ccr（CG式）48.8 mL/min）、Na 138mEq/L、K 2.3mEq/L、Mg2.2mg/dL

問題点：低カリウム血症が主訴の原因のようである。どうしてこうなったのだろうか。

　　血液検査でK 2.3と低カリウム血症を認める。薬剤性低カリウム血症の可能性がある。内服薬を再チェックするとともに、サプリや日常生活の様子を薬剤師が追加で聴取してくれた。

患者さん「前からよく足がつるので、ドラッグストアで市販薬を買って飲んでいました。普段の飲み物は緑茶と水が多いです」

薬剤師からの報告は以下であった。

・低カリウム血症を引き起こすリスクのある内服薬としてフロセミドがあり、常用していた。

・小青竜湯が風邪に対して2週間前から新たに処方開始になった。

・よく足がつるため、市販薬の芍薬甘草湯を頻繁に服用していた。

・カフェインの過剰摂取は認めなかった。

内服薬をまとめた

調べると市販薬の芍薬甘草湯は1日量として6.0gの甘草を含んでいた。また、風邪に対して処方された小青竜湯は1日量として3.0gの甘草を含んでいる。結果として、多量の甘草が投与されており、低カリウム血症の原因は、甘草による偽アルドステロン症と考えられた。

甘草は用量が増えるに従って、偽アルドステロン症のリスクが増える。**1日摂取量が1gで1%、2g 1.7%、4g 3.3%、6g 11.1%**という報告もある。

また、カフェインの大量摂取が低カリウム血症を誘発したという報告もあり、低カリウム血症をみたらカフェインの摂取について聴取すべきである。

カフェインについて

カフェインが体に及ぼす影響は個人差が大きい。健康に悪影響が生じないとされる摂取許容量の設定は国際的に行われていないが、子どもや妊婦、授乳中の女性はカフェインの感受性が高く、胎児や子供への影響が大きいと考えられている。米国や英国、カナダでは、妊婦や授乳中の女性では最大300mg/日、子供は年齢ごとに1日の最大摂取量が設定されている（**表1**）。

カフェインは、コーヒー、紅茶、緑茶、ほうじ茶など多くのものに含まれ、最近はエナジードリンクの多量摂取によるカフェイン中毒が問題になっている（**表2**）。初期症状として食欲低下、吐き気、嘔吐、頻脈、興奮状態などがあり、重症になると低カリウム血症による不整脈や痙攣発作、意識障害が現れる可能性がある。低カリウム血症をみたら「カフェイン」を頭に思い浮かべるようにしたい。

表1　海外の主なリスク評価
（http://www.fsc.go.jp/factsheets/index.data/factsheets_caffeine.pdfより転載）

	悪影響のない最大摂取量	飲料換算	機関名
妊婦	300mg/ 日		世界保健機関（WHO）
	200mg/ 日		欧州食品安全機関（EFSA）
	300mg/ 日	コーヒーマグカップ 2 杯（237mL/ 杯）	カナダ保健省
授乳中の女性	200mg/ 日[注1]		欧州食品安全機関（EFSA）
健康な子供及び青少年	3mg/kg 体重 / 日		欧州食品安全機関（EFSA）
	25mg/kg 体重 / 日	・コーラ1缶（355mL）当たりのカフェイン含有量 36 ～ 46mg ・エナジードリンク1缶（250mL）当たりのカフェイン含有量 約80mg	カナダ保健省
子供（4 ～ 6 歳）	45mg/ 日		
子供（7 ～ 9 歳）	62.5mg/ 日		
子供（10 ～ 12 歳）	85mg/ 日		
13 歳以上の青少年	2.5mg/ 体重 / 日		
健康な成人	400mg/ 日（3mg/g 体重 /1 回[注2]）		欧州食品安全機関（EFSA）
	400mg/ 日	コーヒーマグカップ 3 杯（237mL/ 杯）	カナダ保健省

注1） 乳児に健康リスクは生じない。
注2） 1 回当たり摂取量約 3mg/kg 体重以下（例：体重 70kg の成人で、約 200mg 以下）
であれば急性毒性の懸念は生じない。

表2　主な飲料とカフェイン濃度
（http://www.fsc.go.jp/factsheets/index.data/factsheets_caffeine.pdfより転載）

食品名	カフェイン濃度	備考
コーヒー	160mg/100mL	浸出方法：コーヒー粉末 10g/ 熱湯 150mL
インスタントコーヒー	57mg/100mL	浸出方法：インスタントコーヒー 2g/ 熱湯 140mL
玉露	160mg/100mL	浸出方法：茶葉 10g/60℃の湯 60mL、2.5 分
紅茶	30mg/100mL	浸出方法：茶 5g/ 熱湯 360mL、1.5~4 分
せん茶	20mg/100mL	浸出方法：茶 10g/90℃ 430mL、1 分
ウーロン茶	20mg/100mL	浸出方法：茶 15g/90 ℃の湯 650mL、0.5 分
エナジードリンクまたは眠気覚まし用飲料	32 ～ 300mg/100mL（製品 1 本当たりでは、36 ～ 150mg）	製品によって、カフェイン濃度および内容量が異なる。

参考） 抹茶 1 杯当たり：抹茶 1.5g（カフェイン含有量 48mg）/70 ～ 80℃の湯 70mL
（抹茶のカフェイン含有量 3.2g/100g）。

薬はこうなった

・内服薬は変更なし。
・2週間前に風邪をひいてから処方された薬は、すでに飲み切っていた。
・市販薬の芍薬甘草湯を中止した。

　1週間後、症状は軽快傾向となった。その時点でK 3.5とやや低値を示しており、その後数週かけてK 4.2と正常範囲になった。

　偽アルドステロン症による低カリウム血症は、甘草などの原因中止後、回復までに数週間要することもある。カリウム製剤の投与はあまり効果的ではなく、抗アルドステロン薬とのスピロノラクトンの通常量投与が効果的とされている。

明日の診療に繋げる！

｜　介入のポイント　｜

　サプリメントや市販薬はお薬手帳にはもちろん載らない。そのため、知らず知らずのうちに過量投与になってしまう可能性がある。

　現病歴から既往歴、処方薬などを聴取する段階で、サプリメントや市販薬を飲んでいないかはもちろん聞くべきだが、抜け落ちることもあるし、聞いてもしっかりと答えてもらえないこともある。

　データなど客観的におかしなところや腑に落ちないものがあれば、再度絞って聴取する姿勢は必要だ。そして、やはり患者さんへの教育が重要になる。サプリメントや市販薬でも薬物有害事象は起こりうる。

処方カスケード①

患者背景	87歳男性。社会生活歴：独居、ADL自立、HDS-R 25点
主　　訴	手が痛い
現 病 歴	自宅で転倒し、救急搬送となり、左橈骨遠位端骨折の診断。持参薬から、ふらつき・転倒の原因として、薬剤性が疑われ、当科依頼となった
既 往 歴	高血圧、2型糖尿病、前立腺肥大
内 服 薬	・アムロジピン（アムロジン®）血管拡張薬・降圧薬 5mg 1錠1× 朝 ・フロセミド（ラシックス®）利尿薬 20mg 2錠2× 朝昼 ・プレガバリン（リリカ®）神経障害性疼痛治療薬 75mg 2錠2× 朝夕 ・メコバラミン（メチコバール®）ビタミンB_{12}剤 500μg 3錠3× 朝昼夕 ・グリメピリド（アマリール®）糖尿病治療薬（スルホニル尿素薬）0.5mg 1錠1× 朝 ・リナグリプチン（トラゼンタ®）糖尿病治療薬（DPP4阻害薬）5mg 1錠1× 朝 ・ボグリボース（ベイスン®）糖尿病治療薬（α GI）0.3mg 3錠3× 各食直前 ・タムスロシン（ハルナール®）前立腺肥大による排尿障害治療薬 0.2mg 1錠1× 朝 ・酸化マグネシウム（マグミット®）制酸薬・下剤 330mg 3錠3× 朝昼夕
身体所見	意識レベル清明、血圧128/66mmHg、脈68/分、体温36.8℃、呼吸12/分、SpO_2 96% room、身長162cm、体重62kg、BMI 23.6
血液検査	BUN 18.7mg/dL、Cre 0.77mg/dL、eGFR 71.7mL/min/1.73m^2（Ccr（CG式）59.3mL/min）、Na 134mEq/L、K 2.8mEq/L、Mg 2.0mg/dL、HbA1c 7.6%、血糖値 182mg/dL

問題点：ふらつきの原因となるような薬剤はないか

　　高齢者になると、加齢による平衡感覚機能の低下や筋力低下などによって、ふらつきや転倒が若年者に比べて起こりやすい。ひとたび転倒すると、四肢の骨折や頭部外傷によって大きくADLが低下する。高齢者から、ふらつきや転倒の訴えが聞かれた場合、薬剤性でないか、できる限り鑑別除外を行うべきである。

薬剤師の視点

- ふらつきや転倒を引き起こすリスクのある薬として、アムロジピン、フロセミド、プレガバリン、グリメピリド、タムスロシンが挙げられる。

もう少し詳細に処方をレビュー

アムロジピン：血管拡張薬・降圧薬
- 降圧薬であり、高齢者では過度の降圧に注意する。

フロセミド：利尿薬
- 利尿薬であり、低カリウム血症の原因となる。

プレガバリン：神経障害性疼痛治療薬
- 末梢神経障害の治療としてよく用いられるが、ふらつきだけでなく、めまいや意識レベル低下など多彩な副作用を生じる可能性がある。開始時は少量から開始し、忍容性を確認しながら増量すべきである。

グリメピリド：糖尿病治療薬
- 糖尿病治療薬のSU薬である。低血糖リスクがあり、それがふらつきや転倒につながる可能性がある。高齢者ではできる限り使用しない、仕方なく使う場合も少量0.5mgに留めるなどの留意が必要である。

タムスロシン：前立腺肥大による排尿障害治療薬
- 前立腺肥大に伴う排尿障害対して処方されるα_1受容体遮断薬である。降圧薬の作用を強め、起立性低血圧を誘発する可能性がある。

経過

　本症例では、その後患者さん本人からプレガバリンの開始からふらつきが強くなったという追加情報を得た。そのため、ふらつきや転倒の原因はプレガバリンであった可能性が考えられた。プレガバリンは中止していいのだろうか。どんな症状に対して処方が開始になったのだろうか。その点について、遡って病歴聴取を行うも本人からははっきりと確認することは困難であった。そのためかかりつけのクリニックに病歴を問い合わせた。

　すると、こういった処方カスケードが導き出された。

> 高血圧に対し、アムロジピン処方開始
> →経過中に、下肢浮腫を認めたため、フロセミドが1錠から開始され、
> 　2錠/日に増量
> →その後下肢の痺れ・違和感を自覚
> →プレガバリン、メコバラミンが開始
> →ふらつき出現、最終的に転倒し骨折

　さらに、フロセミドが増量になってからカリウムの値が2.5〜 2.8mEq/L という低めの値で推移していた。ということで、このような流れ（カスケード）が考えられた。

> 高血圧→アムロジピン→浮腫→フロセミド→低カリウム、下肢痺れ・
> 違和感→プレガバリン→ふらつき・転倒

> 高血圧に対し、アムロジピン処方開始
> （アムロジピンの副作用として下腿浮腫を引き起こした可能性あり）
> →経過中に、下肢浮腫を認めたため、フロセミドが1錠から開始され、
> 2錠/日に増量（増量によってカリウム値が下がり低カリウムの症状
> として下肢の痺れ・違和感が出現した可能性あり）
> →その後下肢の痺れ・違和感を自覚
> →プレガバリン、メコバラミンが開始
> （プレガバリンによってふらつきが誘発された可能性あり）
> →ふらつき出現、最終的に転倒し骨折

　振り返ると、浮腫が出現した時点でアムロジピンの副作用の可能性を考えていれば、このような処方カスケードが起こらなかったのかもしれない。ただ、これはあくまでも仮説であって、実際にどうなったかはっきりとしたことはいえない。処方するときにはリスクは最低限にコントロールすること、考えておくことが何よりも大切なことである。

薬はこうなった

- アムロジピン（アムロジン®）血管拡張薬・降圧薬 5mg 1錠1× 朝
- フロセミド（ラシックス®）利尿薬 20mg 2錠2×朝昼
- プレガバリン（リリカ®）神経障害性疼痛治療 75mg 2錠2× 朝夕
- メコバラミン（メチコバール®）ビタミンB$_{12}$剤 500μg 3錠3× 朝昼夕
- グリメピリド（アマリール®）糖尿病治療薬（スルホニル尿素薬）0.5mg 1錠1× 朝
- リナグリプチン（トラゼンタ®）糖尿病治療薬（DPP4阻害薬）5mg 1錠1× 朝
- ボグリボース（ベイスン®）糖尿病治療薬（αGI）0.3mg 3錠3× 各食直前
- タムスロシン（ハルナール®）前立腺肥大による排尿障害治療薬 0.2mg 1錠1× 朝
- 酸化マグネシウム（マグミット®）制酸薬・下剤 330mg 3錠3× 朝昼夕

こうなった

- アムロジピン（アムロジン®）血管拡張薬・降圧薬 5mg 1錠1× 朝
- グリメピリド（アマリール®）糖尿病治療薬（スルホニル尿素薬）0.5mg 1錠1× 朝
- リナグリプチン（トラゼンタ®）糖尿病治療薬（DPP4阻害薬）5mg 1錠1× 朝
- ボグリボース（ベイスン®）糖尿病治療薬（αGI）0.3mg 3錠3× 各食直前
- タムスロシン（ハルナール®）前立腺肥大による排尿障害治療薬 0.2mg 1錠1× 朝
- 酸化マグネシウム（マグミット®）制酸薬・下剤 330mg 3錠3× 朝昼夕

明日の診療に繋げる！

｜ 介入のポイント ｜

　患者さんが何か新しい症状を訴えたときは、まずは薬剤性の可能性はない
か考える。これは、内科医に限らず、医師は必ず頭の片隅に入れておくべき
ことである。めまいを訴えて耳鼻科に受診するかもしれないし、痺れを訴え
て整形外科を受診するかもしれない。そして受診された際には、まず内服薬
を確認しよう。もしかしたら、薬の調整でよくなるかもしれない。

　ただ、医師側が薬による副作用であると考えても、患者さん側が納得せず、
新たな薬を求めることもあるだろう。薬の足し算になることをいくら医師側
が注意しても、患者さん側に上手くそれが伝わっていなければいい関係性が
構築できないどころか、逆効果になってしまうこともある。患者さんは薬を

求めてほかの医師・医療機関を受診する。薬のことを細々探られることなく、症状を伝えれば何も言わずに処方してくれる医師のところに行ってしまうだろう。

　医療従事者側だけでは解決できないので、患者さんへの教育が大切である。すぐには効果は見出せないかもしれないが、例えば風邪症状に対してとりあえず抗菌薬を処方するといった行為が不適切であることはある程度広く浸透し、以前よりも減っていると思われる。少しずつでも伝えていく、変えていく努力が必要である。

　一方で、薬の副作用や処方カスケードを知れば知るほど、薬を出しにくくなるというジレンマに陥る可能性もある。もちろん使うべき薬はしっかりと使う必要がある。適切にフォローして、症状が増悪する兆候などがみられた場合は、早期に介入し、重症化を防ぐ意識が大切である。

処方カスケード②

患者背景	81歳女性。社会生活歴：家族（夫、息子家族）と同居、ADL自立、HDS-R 29点
主　　訴	（家族から）普段と比べて反応が悪い、食事や水分摂取をしなくなった
現 病 歴	3日前から食事や水分摂取量が減り、昨日から反応が悪くなった。普段は自分で買い物なども出来るので明らかに状態が変化しているとのことで、当院救急外来に搬送
既 往 歴	高血圧、脂質異常症、脳梗塞（ラクナ梗塞で後遺症なし）、骨粗鬆症、変形性膝関節症
内 服 薬	（近医内科クリニック） ・アムロジピン・アトルバスタチン（カデュエット®）配合錠 血管拡張薬・降圧薬・脂質異常症治療薬 3番（5mg/5mg）1錠1× 朝 ・アジルサルタン（アジルバ®）降圧薬 20mg 1錠1× 朝 ・アスピリン腸溶錠（バイアスピリン®）抗血小板薬 100mg 1錠1× 朝 ・ランソプラゾール（タケプロン®）消化性潰瘍治療薬 15mg 1錠1× 朝 （整形外科クリニック） ・エルデカルシトール（エディロール®）ビタミンD剤 0.75μg 1カプセル1× 朝 ・アレンドロン酸（ボナロン®）経口ゼリー 骨粗鬆症治療薬 35mg 1P 毎週日曜日 ・ロキソプロフェン（ロキソニン®）解熱鎮痛消炎剤 60mg 3錠3× 朝昼夕 ・レバミピド（ムコスタ®）消化性潰瘍治療薬 100mg 3錠3× 朝昼夕
身体所見	意識レベルJCS Ⅱ-20、血圧118/56mmHg、脈 106/分、体温 35.8℃、呼吸 16/分、SPO$_2$ 94% room、身長 152cm、体重 52kg、BMI 22.5
血液検査	BUN 29.9mg/dL、Cre 1.43mg/dL、eGFR 27.5mL/min/1.73m^2（Ccr（CG式）25.3mL/min）、Na 147mEq/L、K 4.2mEq/L、Ca 14.8mg/dL、P 3.3mg/dL、Mg1.5mg/dL、UA 10.3mg/dL、TP 6.6g/dL、Alb 3.3g/dL

問題点：意識障害をきたしている原因・機序は何か

　意識障害に先行して、食事・水分摂取不良が起きている。血液検査をみると、腎機能障害、高Ca血症（補正Ca 15.5）、尿酸値高値を示しており、脱水が疑われる。高Ca血症は意識障害の原因になるだけでなく、多尿とそれによる脱水症の増悪、腎機能障害と負のスパイラルに陥らせる。まずは高Ca血症の治療として、大量補液、エルカトニン点滴、エルデカルシトールの中止を行った。

　整形外科クリニックから診療情報を取り寄せたところ、2カ月前から膝痛を訴え、変形性膝関節症の診断でロキソプロフェン・レバミピドを開始した。エルデカルシトールは以前から内服していた。

　もう一方、近医内科クリニックからの診療情報では、アムロジピン・アトルバスタチン配合錠で血圧は良好にコントロールされていたが、1カ月前に血圧上昇傾向となり、ARB（アジルサルタン）を追加したとのことだった。普段の血液検査ではCre 0.6〜0.8の推移。

　2つのクリニックでの処方薬の経過をまとめると、

・2カ月前、ロキソプロフェン・レバミピド開始

・1カ月前、血圧上昇し、アジルサルタン追加

　こうすると、高齢者への使用で腎機能障害に注意すべき薬が浮かび上がってくる。それは、NSAIDsとARBである。さらに、NSAIDsは血圧上昇という副作用があるため、今回の症例ではこういった流れ（カスケード）が考えられた。

> 変形性膝関節痛→NSAIDs→血圧上昇→ARB→腎機能障害→高Ca血症
> →食欲不振・意識障害

経過

　入院し、高Ca血症の治療を行い、補正Ca値は低下した。それに伴い意識障害が改善し、食欲不振も改善した。退院時には、今回の経過と考えられた原因について、かかりつけの内科と整形外科クリニックへ情報提供を行った。

薬はこうなった

・アムロジピン・アトルバスタチン（カデュエット®）配合錠 血管拡張薬・降圧薬・脂質異常症治療薬 3番（5mg/5mg）1錠1×朝
・アジルサルタン（アジルバ®）降圧薬 20mg 1錠1×朝
・アスピリン腸溶錠（バイアスピリン®）抗血小板薬 100mg 1錠1×朝
・ランソプラゾール（タケプロン®）消化性潰瘍治療薬 15mg 1錠1×朝
（整形外科クリニック）
・エルデカルシトール（エディロール®）ビタミンD製剤　0.75μg 1カプセル1×朝
・アレンドロン酸（ボナロン®）経口ゼリー　骨粗鬆症治療薬 35mg 1P 毎週日曜日
・ロキソプロフェン（ロキソニン®）解熱鎮痛消炎剤 60mg 3錠3×朝昼夕
・レバミピド（ムコスタ®）消化性潰瘍治療薬 100mg 3錠3×朝昼夕

こうなった

・アムロジピン・アトルバスタチン（カデュエット®）配合錠 血管拡張薬・降圧薬・脂質異常症治療薬 3番（5mg/5mg）1錠1×朝
・アスピリン腸溶錠（バイアスピリン®）抗血小板薬 100mg 1錠1×朝
・ランソプラゾール（タケプロン®）消化性潰瘍治療薬 15mg 1錠1×朝
（整形外科クリニック）
・アレンドロン酸（ボナロン®）経口ゼリー　骨粗鬆症治療薬 35mg 1P 毎週日曜日
・ロキソプロフェン（ロキソニン®）解熱鎮痛消炎剤 60mg 1錠頓用

明日の診療に繋げる！

｜ 介入のポイント ｜

　NSAIDsやARB（降圧薬）はよく使う薬であるが、高齢者への使用についてはデメリットも必ず考えておく必要がある。腎機能に影響を与えそうであれば、検査でのフォローを忘れないようにする。頻用薬だけでなく、新規に開始する薬があれば、腎機能障害や肝機能障害の出現や薬剤アレルギーだけでなく、浮腫やめまいなど、一見すると薬とは関係なさそうな症状を訴える可能性があることも頭に入れておく。薬による影響をいつでも鑑別に挙げる癖をつけておくことが大切である。

今回は退院時に診療情報提供を行ったが、そこには経過だけでなく、どういった理由で今回のことが起こったと考えられたのか必ず記載しておく。そうしなければ、退院後に再度かかりつけを受診した場合に、同じように薬が再開になってしまう可能性がある。医師はいろいろな患者さんを診察するが、疾患や症状に対する処方には傾向がある。ほかの患者さんにおいても同じような処方カスケードが引き起こされる可能性があるため、それを予防する必要がある。

　かかりつけ医に受診していても、状態が悪くなるとそこを飛び越して、大きい病院に救急搬送され入院となるということもある。その場合、どういったことが起こって入院に至ったのか、処方カスケードや重複処方などが原因の一端となっている場合は尚更、入院していた病院からかかりつけ医への情報提供が重要になる。患者さんから「実は入院していました」と聞き、驚きながら経過を聞いても、なかなか上手く経過を伝えられないことがあるので、医療機関同士で情報共有を行うことを心がけたい。

著者略歴

池田　迅 <small>（いけだ　じん）</small>

＜所属＞
日本大学医学部　内科学系総合診療学分野
日本大学病院　内科

＜資格＞
総合内科専門医・指導医、プライマリ・ケア認定医・指導医、
老年科専門医、糖尿病専門医、内分泌代謝科専門医、高血圧
専門医、病態栄養学会専門医、認定産業医
日本内科学会JMECCディレクター、日本救急医学会ICLS
ディレクター

2007年日本大学医学部卒。初期臨床研修後、福井大学病院
救急部などでのER勤務を経て、大学院進学の後、現在に至
る。救急や透析、訪問診療などさまざまな医療のあり方を経
験した。
2019年一般社団法人ポリファーマシー協会を設立し、ポリ
ファーマシーに関する啓発活動を開始。
現在、YouTubeで「総合内科医Dr. JINの健康チャンネル」
を開設準備中。

くすりが多すぎる！
ポリファーマシー解消に効く50のTips

2022年3月20日　第1版第1刷発行

■著　者	池田　迅	いけだ じん
■薬剤監修	澤村典子	さわむら のりこ
	鈴木悠斗	すずき ゆうと
■発行者	吉田富生	
■発行所	株式会社メジカルビュー社	

〒162-0845　東京都新宿区市谷本村町2-30
電話　03（5228）2050（代表）
ホームページ http://www.medicalview.co.jp/

営業部　FAX 03（5228）2059
　　　　E-mail　eigyo@medicalview.co.jp

編集部　FAX 03（5228）2062
　　　　E-mail　ed@medicalview.co.jp

■印刷所　日経印刷株式会社

ISBN978-4-7583-2234-8　C3047

ⓒMEDICAL VIEW, 2022. Printed in Japan

・本書に掲載された著作物の複写・複製・転載・翻訳・データベースへの取り込みおよび送信（送信可能化権を含む）・上映・譲渡に関する許諾権は，（株）メジカルビュー社が保有しています．
・ JCOPY 〈出版者著作権管理機構 委託出版物〉
本書の無断複製は著作権法上での例外を除き禁じられています．複製される場合は，そのつど事前に，出版者著作権管理機構（電話 03-5244-5088，FAX 03-5244-5089，e-mail: info@jcopy.or.jp）の許諾を得てください．

・本書をコピー，スキャン，デジタルデータ化するなどの複製を無許諾で行う行為は，著作権法上での限られた例外（「私的使用のための複製」など）を除き禁じられています．大学，病院，企業などにおいて，研究活動，診察を含み業務上使用する目的で上記の行為を行うことは私的使用には該当せず違法です．また私的使用のためであっても，代行業者等の第三者に依頼して上記の行為を行うことは違法となります．